Worlitschek · Mayr

Säure-Basen-Einkaufsführer

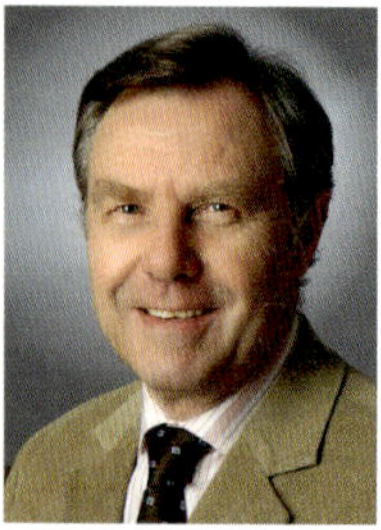

Dr. med. Michael Worlitschek praktiziert im bayrischen Waldkirchen. Er ist Facharzt für Allgemeinmedizin und Naturheilverfahren und ist als der Fachmann für den Säure-Basen-Haushalt in Fachkreisen bekannt.

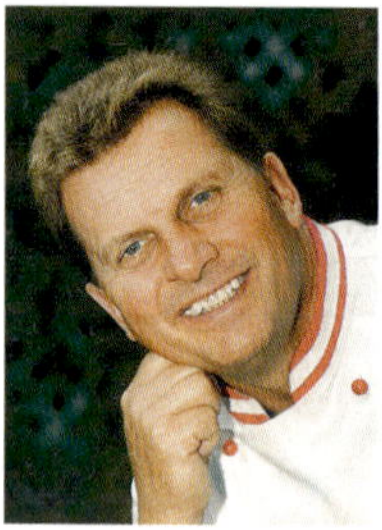

Peter Mayr war über 25 Jahre Chefkoch im bekannten Gesundheitszentrum Golfhotel am Wörthersee und ist seit 5 Jahren als Ernährungsberater und WIFI-Lehrbeauftragter selbstständig.

Dr. med. Michael Worlitschek
Peter Mayr

Säure-Basen-Einkaufsführer

So finden Sie die richtigen Nahrungsmittel für ein gesundes Gleichgewicht

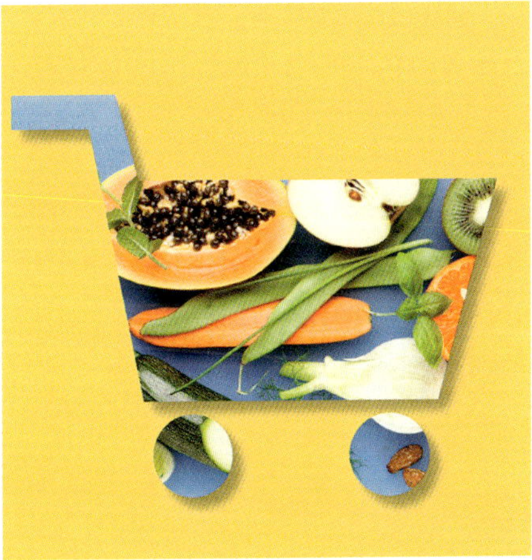

Haug

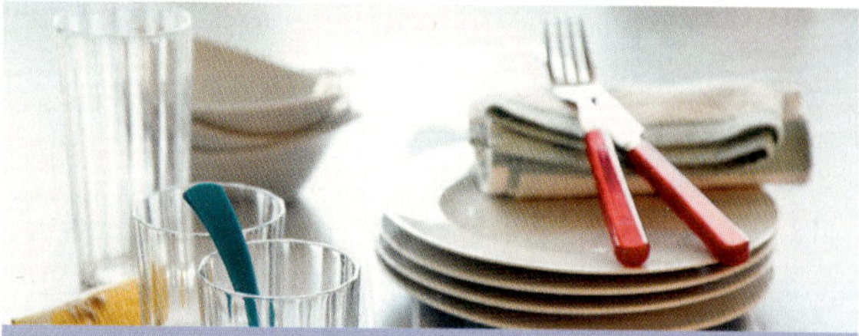

Den Säure-Basen-Haushalt verstehen

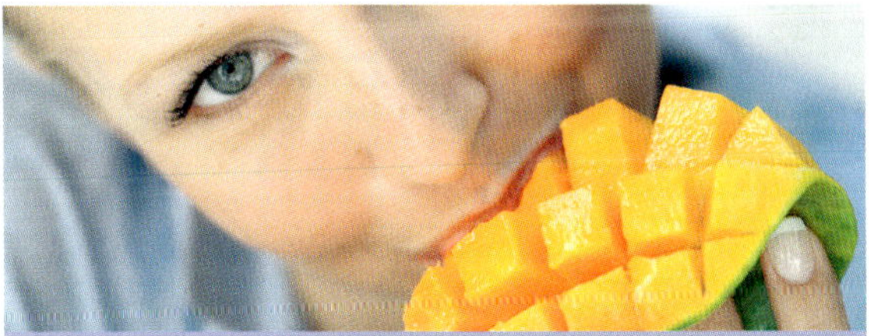

Wie setze ich mein Wissen um?

Vorwort

Liebe Leserin, lieber Leser,

1991 ist die 1. Auflage des Fachbuches *Praxis des Säure-Basen-Haushaltes* erschienen. Inzwischen gibt es davon die 6. Auflage, vom Patientenratgeber die 4. Auflage. In diesen Jahren sind mir in meiner Allgemeinpraxis mit Schwerpunkt Naturheilverfahren und insbesondere Entsäuerung viele Problempatienten begegnet. Es ist auch für mich erstaunlich, dass vielen Menschen selbst nach großen Odysseen durch eine einfache, aber konsequente Entsäuerungsbehandlung noch geholfen werden konnte. Unsere direkten Erfahrungen aus der Allgemeinpraxis und der täglichen Kochpraxis können Sie aus diesem Buch für sich mitnehmen!

Eigentlich ist das Einkaufen und Kochen ganz einfach: Schauen Sie sich das Titelbild an, kaufen Sie dann die Nahrungsmittel ein und bereiten diese zu, genießen Sie sie Bissen für Bissen. Das ist das ganze Geheimnis eines gesunden Säure-Basen-Haushaltes! Dazu kommt wenig Ärger mit den Mitmenschen, nicht zu viel Stress und ein ausgeglichenes Seelenleben. Die meisten von Ihnen werden sich schon weit von diesen idealen Wunschvorstellungen entfernt haben, auch weil jeder von uns versucht, in dieser hektischen Zeit sein Leben zu leben. Deshalb ist dieses Büchlein für Sie eine besondere Hilfe. Zum einen können Sie darin das Wichtigste zum Säure-Basen-Haushalt in Kurzform nachlesen. Zum anderen lernen Sie die Nahrungsmittel näher kennen und erfahren, wie sie zu Gerichten zusammengestellt werden. Peter Mayr, der Verfasser zahlreicher Kochbücher, hat auch in diesem Büchlein seine exzellente Kochkunst für Sie walten lassen.

Unser Wohlbefinden ist abhängig von einem soliden, ausgeglichenen Säure-Basen-Haushalt. Sind wir sauer, so sind wir es im wahrsten Sinn des Wortes. Wir sagen gern zu unseren Mitmenschen: »Bist du aber heute wieder sauer!«, wenn sie missmutig und gereizt sind. Wir sagen aber auch: »Ich fühle mich heute wie ausgelaugt.« Dies trifft dann völlig die biochemische Situation, die Körperbatterie ist durch Arbeit und Stress entladen, die Basen (Laugen) wurden verbraucht, man ist »ausgelaugt«. Füllen Sie Ihren Basenspeicher mit Hilfe unserer hilfreichen Tipps wieder auf.

Wir wünschen Ihnen einen guten Appetit!

Dr. med. Michael Worlitschek
Allgemeinarzt
Marktrichter Str. 3
D-94065 Waldkirchen

Peter Mayr
Dipl. Diät-Küchenmeister
Eiersdorf 24
A-9130 Poggersdorf
www.petermayr.at

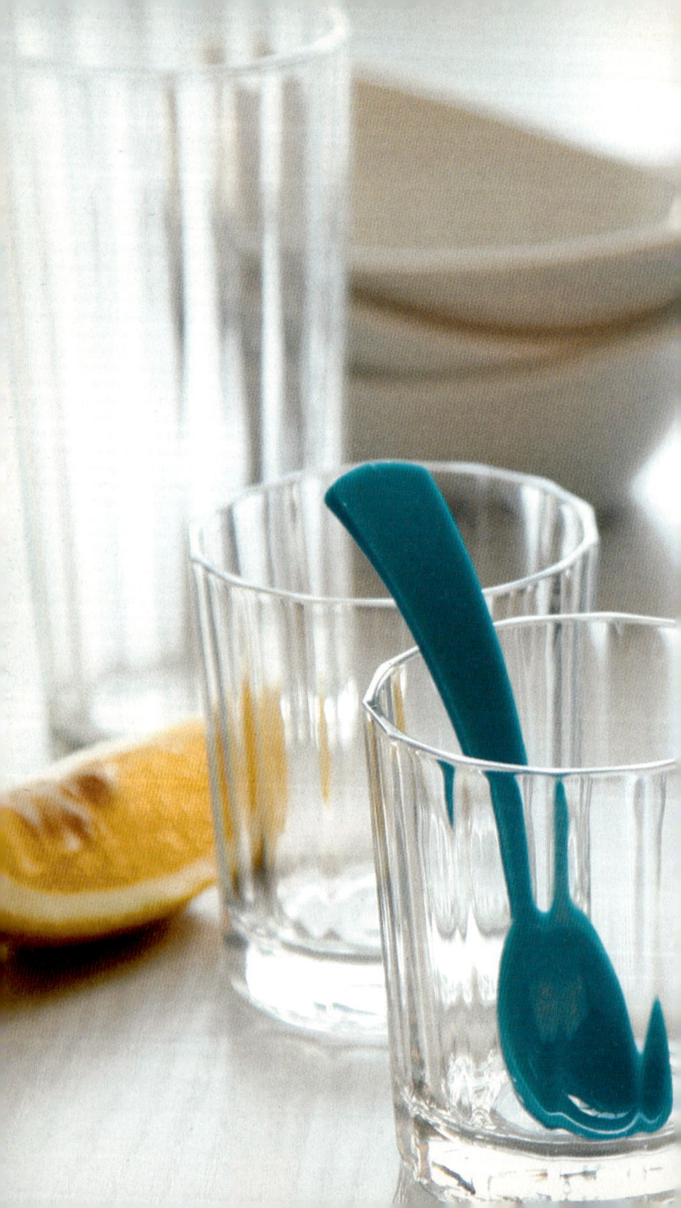

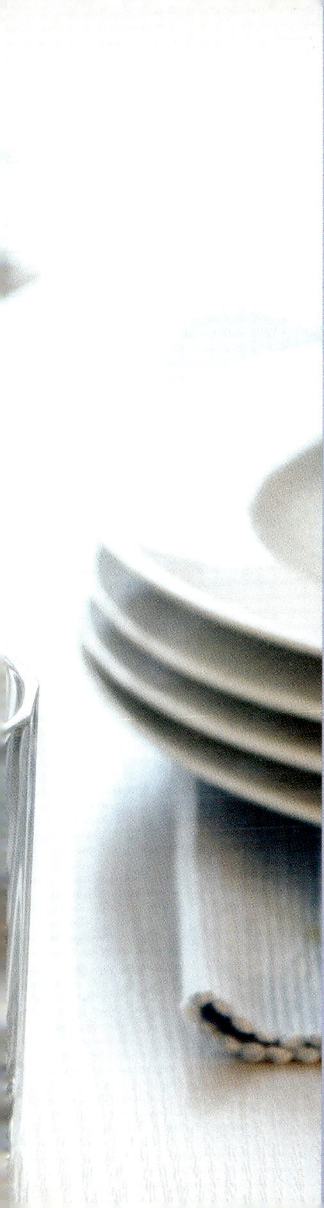

Den Säure-Basen-Haushalt verstehen

Sie möchten langfristig einen ausgeglichenen Säure-Basen-Haushalt erzielen, Krankheiten und Beschwerden reduzieren und sich wieder rundum wohlfühlen? Prima – hier erhalten Sie die Grundlagen, um Ihren Plan für mehr Balance und Wohlbefinden umzusetzen.

Was sind Säuren?

Um den Säure-Basen-Gehalt zu messen, wird eine allgemeine Messgrundlage verwendet. Dies ist in der Chemie und Medizin die pH-Skala:

1	2	3	4	5	6	7	8	9	10	11	12	13	14
sauer						neutral						basisch	

Mit dieser pH-Skala kann der Grad oder die Stärke einer Säure oder Base festgelegt werden.

Säuren sind chemische Verbindungen, die das »saure« Atom Wasserstoff enthalten. In einer Flüssigkeit schmecken sie »sauer«, chemisch werden Wasserstoffatome abgespalten. Die Stärke einer Säure ist abhängig von der Anzahl ihrer Wasserstoffatome. Als stärkste Säuren gelten Salz-, Schwefel-, Salpetersäure und Mineralsäuren. Bei der Verdünnung von Säuren lautet die Regel der Chemie: »Erst das Wasser, dann die Säure, sonst geschieht das Ungeheure«. Denn wenn man Säure mit Wasser verdünnt, entsteht eine überschießende Reaktion. Wenn sich aber Säuren mit Basen verbinden, werden neutrale Salzmoleküle gebildet, die dem Körper nicht mehr schaden können und normalerweise problemlos ausgeschieden werden.

Säuren im Körper sind an sich nicht schädlich, es kommt nur auf die Menge an. Salzsäure im Magen ist sogar für Verdauungsvorgänge und auch Desinfektion notwendig. Kohlensäure wird bei der inneren Zellatmung gebildet und durch die äußere Atmung ausgeschieden. Milchsäure entsteht im Muskel, wenn nicht ausreichend Sauerstoff zur Verfügung steht.

Was sind Basen?

Basen sind die natürlichen Gegenspieler der Säuren. Diese chemischen Verbindungen reagieren wie ihr Name schon sagt basisch und enthalten eine Hydroxylgruppe (OH). Wasser (H_2O) ist zusammengesetzt aus einem positiven H-Säuremolekül und einem negativen OH-Basenmolekül. Zusammen bilden sie das neutrale Wassermolekül. Gutes, sauberes Trinkwasser hat einen neutralen pH-Wert von 7. Das lässt sich leicht mit pH-Messpapier nachprüfen. Treten Basen in einer wässrigen Lösung auf, nennt man sie Laugen. Dies sind vor allem mineralische Stoffe wie Calcium, Eisen, Kalium, Magnesium und Natrium. Zu den wichtigsten Laugen zählen Kali- und Natronlauge.

Wechselwirkungen im Körper

Grundsätzliches erklärt die Wechselwirkungen im Körper:

- Der menschliche Körper ist täglich einer schwankenden Menge von Säuren und Basen ausgesetzt.
- Beim gesunden Organismus befindet sich das Gleichgewicht natürlicherweise im Basischen.
- Da im Stoffwechsel ständig Säuren produziert werden, muss der Organismus diese mit Basen neutralisieren und ausscheidungsfähig machen. Damit vermeidet der Körper, dass sich das Verhältnis zwischen Säuren und Basen verschiebt.
- Ist die Kapazität zur Neutralisierung erschöpft, kommt der Säure-Basen-Haushalt ins Ungleichgewicht. Die Säuren werden nicht mehr ausgeschieden, sondern lagern sich in Bindegewebe, Muskeln und Gelenken ab.

Tabellarische Gegenüberstellung der Symptome im sauren und basischen Stoffwechsel:

	saurer Stoffwechsel	basischer Stoffwechsel
Nervensystem	erregt, unruhig	ausgeglichen
Temperatur	Fieberanstieg	Fieberabfall
Blutdruck	erhöht	erniedrigt
Pulsschlag	erhöht	ruhig
Blutzucker	erhöht	normal
Muskulatur	verspannt	entspannt
Schlaf	Schlafstörungen	ruhig und tief
Leistungsfähigkeit	rasche Ermüdung	große Ausdauer
Stimmung	oft gedrückt	oft gehoben
Allergierisiko	erhöht	erniedrigt
Entzündungsrisiko	erhöht	erniedrigt

Stadieneinteilung der Azidose (Übersäuerung)

Die Einteilung in fünf Azidose-Stadien gibt den Schweregrad der Übersäuerung an:

- Idealzustand
- latente Azidose
- akute Azidose
- chronische Azidose
- lokale Azidose

Im *Idealzustand* ist heute fast nur noch der Säugling nach einer unbelasteten Schwangerschaft. Viele Neugeborene haben jedoch schon kurz nach der Geburt Hautprobleme, was eine Abweichung vom *Idealzustand* bedeutet.

Die *latente Azidose (unterschwellige Übersäuerung)* ist für die meisten von uns Alltag. Es besteht eine Minderung der Pufferbasen im Blut ohne pH-Veränderung.

Von einer *akuten Azidose* sprechen wir, wenn eine akute Infektion vorliegt. Die Ausscheidungsorgane (Nieren, Darm, Atemwege) arbeiten mit Höchstleistung, um durch Entzündungen, Katarrhe, Fieber und andere Ausscheidungsvorgänge (Erbrechen, Durchfall, Harnflut) Gifte (Säuren) auszuscheiden.

Eine *chronische Azidose* liegt beispielsweise beim chronischen Rheumapatienten vor. Hier sind die Säuren bereits ins Bindegewebe abgeschoben worden. Abbauprozesse setzen ein (Gelenkveränderungen, Knochenabbau).

Wissenswert sind die pH-Werte der verschiedenen Körperflüssigkeiten:

Blut: 7,35–7,45	Galle: 7,4–7,7
Magensaft: 1,0–2,0	Speichel: 6,9
Urin: 5,0–8,0	Zwölffingerdarm: 8,0

Für die spätere Therapie ist es wichtig zu wissen, dass es körpereigene Puffersysteme gibt, die den Blut-pH-Wert regulieren. Die Aufgabe dieser Systeme ist es, zu verhindern, dass der Blut-pH-Wert sich zu stark verändert, da dies für den Körper nachteilig wäre. Folgende Puffer sind anteilig für die Blut-pH-Regulierung zuständig:

- Bicarbonat-Puffer (52 %)
- Eiweiß-Puffer (15 %)
- Phosphat-Puffer (2 %)
- Blutfarbstoff-Puffer (31 %)

Sodbrennen und Magenprobleme

In der letzten Zeit wurde viel über das Sodbrennen als Volkskrankheit und in diesem Zusammenhang über eine mögliche Krebsentstehung geschrieben. Sodbrennen ist aber aus Sicht der Übersäuerung ein ganzheitliches und nicht allein ein Magenproblem.

Auf dem Schaubild (Seite 15) ist zu sehen, dass bestimmte Magenzellen aus Kochsalz, Kohlensäure und Wasser Salzsäure und Natriumbikarbonat bilden. Dieses Natriumbikarbonat fließt dann sofort über den Blutweg zu Leber, Gallenblase, Zwölffingerdarm, Bauchspeicheldrüse und zu den Dünndarmdrüsen.

Diese Organe nennt man auch basenliebend, weil ihre Funktionskraft stark von einem Basenüberschuss abhängt. Prinzipiell hemmt ein Übermaß an Säuren das ganze Verdauungssystem, ein Basenüberschuss hingegen aktiviert es.

Wenn jetzt diese Organe mehr Basen, also Natriumbikarbonat, benötigen, um zu funktionieren, so muss nicht nur dieses, sondern auch gleichzeitig Salzsäure gebildet werden. Salzsäure ist schon genug vorhanden, entsteht jetzt

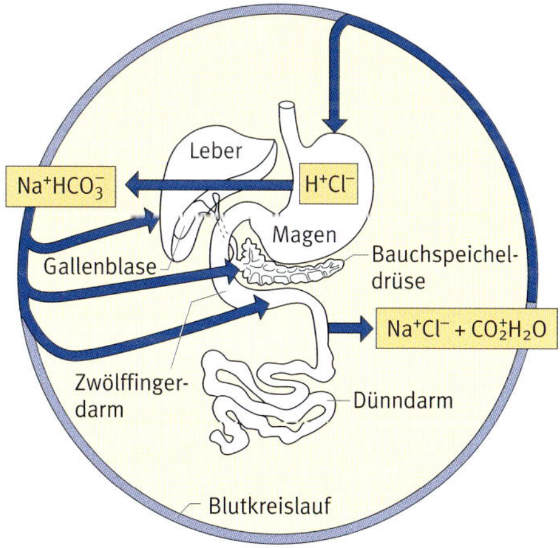

NaCl	Natriumchlorid (Kochsalz)
Na	Natrium
NCl	Salzsäure
$NaHCO_3$	Natriumbikarbonat
CO_2	Kohlendioxid
H_2O	Wasser

im Überfluss und kann nun den anatomisch leichten Weg in die Speiseröhre nach oben steigen, Sodbrennen entsteht. Bei vielen Patienten habe ich durch eine konsequente Entsäuerungsbehandlung und Basenzufuhr erreichen können, dass das Problem Sodbrennen selbst nach jahrelangen Beschwerden und Einnahme von Medikamenten wieder abgeklungen ist.

Es hat also nur wenig und vorübergehenden Sinn, wenn die Empfehlung ausgesprochen wird, nicht auf der linken Seite zu schlafen oder das Kopfteil des Bettes höher zu stellen, um das Sodbrennen zu lindern. Hingegen hilft es im Sinne einer ganzheitlichen Heilung sicher, eine belastende

Abendmahlzeit wegzulassen und vor dem Schlafengehen eine Basenmischung einzunehmen.

Zur Magenentleerung aus der Sicht des Säure-Basen-Haushaltes ist noch Folgendes anzumerken: Nach Vermischung der Speisen mit dem sauren Magensaft verlässt eine erste Portion den Magenausgang in Richtung Zwölffingerdarm. Erst wenn dieser saure Speisebrei dort neutralisiert wurde, und zwar in einem »Quantensprung« von pH 1,0–2,0 vom Magen zu pH 8,0, rutscht die Portion weiter, und aus Richtung Magen kommt die nächste Portion.

Wenn aber die Bauchspeicheldrüse nicht genug und nicht schnell genug basische Verdauungssäfte liefern kann, verzögert sich der ganze Ablauf, und es kommt zu Entleerungsstörungen des Magens. Dies wird in der täglichen Praxis von vielen Patienten geschildert. Sie haben dann in der Regel auch andere Beschwerden, die in das Register der Übersäuerungskrankheiten passen. Nehmen diese Betroffenen dann eine Basenmischung ein, so kommt es zu einer Säureneutralisation und meist sehr rasch zu einer Befreiung vom lästigen Magendruck. Es wird zwar zu einem wohltuenden Aufstoßen kommen, da sich bei dieser Neutralisation Kohlensäure bildet, aber dieses Aufstoßen wurde bis jetzt von allen Betroffenen als wirklich wohltuend empfunden.

Übersäuerung

Übersäuerung wirkt sich mit Sodbrennen, Bluthochdruck und Magenproblemen negativ auf Ihr Wohlbefinden aus. Aber wie entsteht Übersäuerung eigentlich? Welche Faktoren Einfluss auf Ihren Säure-Basen-Haushalt haben, erfahren Sie hier.

Krank durch Übersäuerung?

Von Kritikern hört man immer wieder, dass die Übersäuerung des Körpers gar nicht möglich sei, da der Körper sie durch Selbstregulierung verhindert. Der Körper kann vieles regeln, wenn er nicht überfordert wird. Aber so einfach geht es in der Praxis doch nicht.

Diese Faktoren unterstützen die Übersäuerung:
- steigende Umweltbelastung durch Abgase von Autos und Industrie
- saurer Regen und Übersäuerung der Flüsse
- Auslaugung der Böden, Schwermetallproblematik
- Verarmung der Lebensmittel an basischen Vitalstoffen
- Belastung für den Menschen durch Störungen des Säure-Basen-Haushalts
- Zunahme säuernder Stressfaktoren
- Zunahme saurer Lebensweise

Diese Umstände können schließlich zu den Hauptursachen einer Übersäuerung führen:
- chronische Darmgärung
- chronische Nierenschwäche
- chronische Herzschwäche

Saure Einflüsse

Aber woher kommen die Säuren in unserem Körper? Folgende Einflüsse führen zur Säurebildung im Organismus und schlagen sich im Säure-Basen-Haushalt nieder:

- Säurezufuhr über die Nahrung (Alkohol und phosphathaltige Getränke)
- Säurebildung durch Zellstoffwechsel (Kohlensäure)
- Eiweißstoffwechsel (Phosphor- und Schwefelsäure)
- Säureproduktion beim Fasten und bei Fieber (Ketosäuren)
- Muskelarbeit ohne ausreichenden Sauerstoff (Milchsäure)
- Zellzerfall und Fleischkonsum (Harnsäure)
- Muskeltätigkeit (Essigsäure)
- Genuss von schwarzem Tee und Bohnenkaffee (Gerbsäure)
- Krankheit oder Einnahme wassertreibender Medikamente (Kaliummangel)
- mangelnde Flüssigkeitszufuhr
- Farbstoffe und Konservierungsstoffe in Lebensmitteln, Zahnmetallgifte, Umweltgifte, Arbeitsplatzgifte

Trotz ihrer Wirkung und Bedeutung können viele Medikamente die Übersäuerung fördern. Dies sollten Sie bei der Einnahme bedenken und zum Ausgleich reichlich Wasser trinken.

Basische Einflüsse

Diese Prozesse bewirken einen Anstieg der Basen im Körper:

- Basenzufuhr über die Nahrung (vorwiegend pflanzlich)
- Säureausscheidung über Niere und Darm
- Abatmung von Kohlensäure (Atmungsverbesserung)
- Zufuhr von basischen Mineralsalzgemischen

Der Ausscheidungskraft einzelner Organe sind jedoch Grenzen gesetzt, so dass im Zusammenspiel das eine Organ stärker und das andere weniger stark beansprucht werden kann und muss. Sie sehen, dass die sauren Einflüsse sehr vielfältig sind, während es nur wenige basische Einflüsse gibt. Umso stärker sollten Sie diese ausnutzen.

MERKE

Basen müssen immer zugeführt werden, sie entstehen nicht im Körper.

Stress unterstützt die Übersäuerung besonders. Durch seelische Fehlbelastung werden Millionen von Nervenzellen entladen. Um zu funktionieren, müssen sie aber wieder auf den ursprünglichen Wert aufgeladen werden, dazu verbraucht der Körper Basenmineralien. Wenn diese ausreichend zur Verfügung stehen, passiert das rasch und reibungslos. Hat sich der Körper aber in diese Richtung schon erschöpft, so dauert es oftmals lange, bis man sich von einem seelischen Tiefpunkt erholt.

Regulation des Säure-Basen-Gleichgewichts

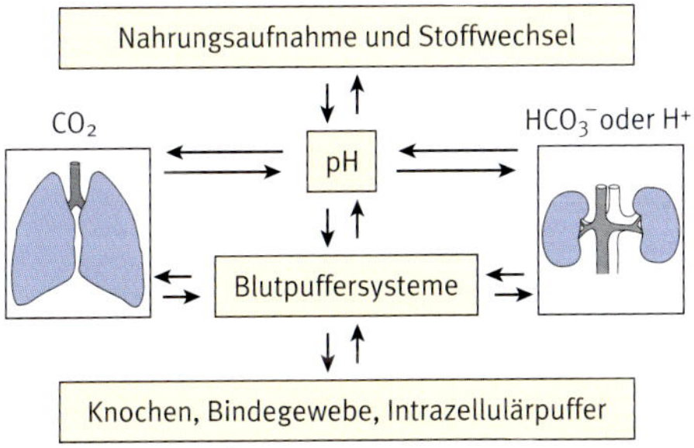

Auswirkungen der Übersäuerung

Aus biochemischer Sicht führt die Übersäuerung im Gewebe und speziell in der Zelle dazu, dass vom Körper nicht mehr genug Energie zur Verfügung gestellt werden kann. Die Zuckerverwertung wird gehemmt, was besonders für Zuckerkranke besonders gefährlich ist. Auch Enzyme, die vielfach Stoffwechselprozesse aktivieren, werden behindert und können nur teilweise ihre Aufgabe erfüllen. Es kommt zu einer Blockade der Messenger-RNA, einem Eiweißmolekül in unserer Genstruktur. Damit wird die Antikörperbildung gestört oder verhindert. Es werden keine Reparaturproteine mehr produziert, die eine Zellreparatur ausführen und bis zu einem gewissen Grad das Altern aufhalten. Das Stichwort derzeit heißt »Anti-Aging«. Hierbei wird vieles versucht, und doch wäre es so einfach, die Biochemie auf natürlichem Wege wiederherzustellen, denn unser Körper kann sehr vieles selbst regulieren.

Die schleichende Übersäuerung verändert auch das Fließverhalten des Blutes. Die normalerweise frei fließenden Erythrozyten (rote Blutkörperchen) kleben geldrollenförmig aneinander fest. Dadurch können sie das letzte feine Kapillargebiet im Blutkreislauf nicht mehr völlig durchfließen. Der transportierte Sauerstoff kann in diesem Gebiet nicht mehr an das Gewebe abgegeben werden. Es kommt zur schon beschriebenen anaeroben Glykolyse (Energiegewinnung ohne Sauerstoff) mit dem großen Nachteil der Milchsäurebildung, die zunächst wieder im Gewebe gepuffert werden muss. Ist basische Pufferung möglich, entstehen fast keine Beschwerden. Ist dies nicht möglich, so kommt es zu Durchblutungsstörungen. Davon sind alle Bereiche und Organe unseres Körpers betroffen! An den Händen spürt man das, wenn sie »eingeschlafen«. Im Kopfbereich kündigen sich als Vorboten eines möglichen Schlaganfalls Schwindelzustände, Augenflimmern, Sehstörungen und Ohrgeräusche an.

Das bunte Bild übersäurerungsbedingter »Alltagskrankheiten« wird Ihnen also nicht unbekannt sein:

- **vegetative Störungen:** Spannungskopfschmerzen, Migräne, Nervosität, Müdigkeit, Leistungsabfall, Erschöpfung
- **Kreislaufstörungen:** kalte Hände und Füße, Schwindelzustände, Sehstörungen, Ohrgeräusche
- **rheumatische Erkrankungen:** Weichteilrheuma, Fibromyalgie
- **Krankheiten im Verdauungstrakt:** Sodbrennen, Appetitlosigkeit, Durchfall, Verstopfung, Steinbildungen
- **Schädigungen an Bindegewebe und Knochen:** Osteoporose, Knochenbrüche, Bandscheibendegeneration, Parodontose
- **psychische Störungen:** Schlafstörungen, Depressionen
- **Immunschwächung:** ständige Infektneigung, Abszesse
- **Hautprobleme:** chronische Ekzeme, Cellulite, Haarausfall
- **Wachstumshemmung bei Kindern**

So stellen Sie eine Übersäuerung fest

Sie können sich ganz leicht einen Überblick über Ihren Übersäuerungszustand verschaffen: Mit einem pH-Messstreifen (aus der Apotheke oder als Beilage in manchen Basenmischungen) messen Sie jeden Morgen den pH-Wert ihres Urins, an einigen Tagen auch mehrmals. Weil der Körper nachts entgiftet, wird der Morgenurin in den meisten Fällen sauer sein, also einen pH-Wert von 5,0–6,0 haben. An diesen Werten lässt sich jedoch nicht erkennen, ob der Körper in der Nacht jede überflüssige, gelagerte Säure ausscheiden konnte. Tagsüber sollte der pH-Wert bei ausreichender basischer Ernährung zweimal den Neutralpunkt mit einem pH-

Wert von 7,0 erreichen oder überschreiten. Dies hängt damit zusammen, dass mit der Säureflut im Magen auch eine Basenflut erfolgt. Diese Basen sind dann im Urin messbar.

Ist der morgendliche pH-Wert ständig im sauren Bereich, so besteht der dringende Verdacht auf eine Gewebeübersäuerung. Langfristig sollte der morgendliche pH-Wert neutral bleiben. Dies entspricht dem Gleichgewichtssollwert des Blutes und zeigt an, dass die Nieren keinen Säureüberschuss aus den Geweben ausscheiden. Die Nieren haben zwar ihre höchste Ausscheidungskraft bei einem pH-Wert von 5,4, wegen oft nicht erkannter Vorerkrankungen sollte die Nierenfunktion aber nicht ausgereizt werden. Durch abendliche Basengaben lässt sich diese Gefahr vermeiden.

Praktisches Vorgehen

Nehmen Sie die Messung folgendermaßen vor:

Speichel	3- bis 5-mal
Urin	3- bis 5-mal

Am besten messen Sie an 2–3 Tagen hintereinander. Zur Diagnostik im Säure-Basen-Haushalt ist *eine* Messung nur eine Momentaufnahme; sie zeigt an, was die Niere vorher ausgeschieden hat. Es kommt aber auf den Funktionszusammenhang an. Erst wenn mehrere Urinmessungen über den Tag verteilt erkennen lassen, dass ein pH-Wert von 7,0 nicht erreicht wurde, ist das mit Sicherheit auf einen übersäuerten Stoffwechsel zurückzuführen.

Als Starttest können Sie auch morgens nüchtern eine Basengabe (beispielsweise 5 Tabletten Bullrichs Vital) einnehmen und dazu reichlich trinken. Messen Sie die nächsten Urinproben. Wenn kein pH-Wert von 7,0 erreicht wird, bedeutet das, dass die Niere für den Stoffwechsel alle Basen abgefangen hat. Hier liegt dann ein großer Säureüberschuss vor.

Bei Rheumapatienten ist eine so genannte *paradoxe Reaktion* möglich. Diese Patienten haben Urin-pH-Werte von 7,0, was aber nicht heißt, dass keine Säurelast vorliegt. In diesem Fall können die sicher vorliegenden Säuren aus den Zellen oder Geweben nicht zur Ausscheidung gelangen, da eine zu starke Verdickung der Zellhäute vorliegt, die eine Abgabe äußerst erschwert. Dann sind lokale Maßnahmen notwendig, um eine Säureausscheidung zu ermöglichen.

Sander-Test

Wenn Sie sich eine genauere Methode zur Diagnostik wünschen, sollten Sie auf den Sander-Test zurückgreifen.

Der Biochemiker Sander hatte bereits eine Urinmessmethode vorgestellt, die in den letzten Jahren vom Labor Dr. Bayer reaktiviert wurde (Bopserwaldstr. 26, 70184 Stuttgart, Tel. 0711/16 41 80).

Bei dieser Medthode werden an einem Testtag fünf Urinproben gesammelt (6, 9, 12, 15, 18 Uhr). Die Mahlzeiten sollten jeweils nach der ersten und nach der Mittagsprobe eingenommen werden. Die Proben werden in Versandröhrchen an das Labor eingeschickt.

Dort erfolgt neben der Messung der pH-Werte eine Bestimmung der Pufferkapazitäten der Harnproben. Das Ergebnis dieser Untersuchung sehen Sie in der Abbildung auf Seite 24. Kurve A ist die eines Gesunden, Kurve B die eines hochgradig Übersäuerten und Kurve C die eines in der ebenfalls ungünstigen Basenstarre befindlichen Menschen (nur unter hochdosierter Baseneinnahme zu beobachten).

Die Kurve beim Gesunden erklärt sich so: Im ersten Urin werden die normalen, im Stoffwechsel angefallenen sauren Stoffwechselschlacken der Nacht ausgeschieden. Beim Gesunden entsteht 2–3 Stunden nach jeder Mahlzeit eine Ba-

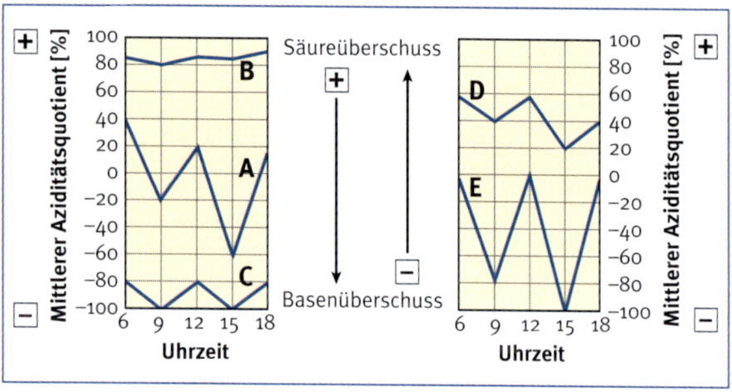

senflut als Folge der Salzsäure- und Natriumbikarbonatbildung im Magen. Das lässt sich am 9-Uhr-Urin ablesen. Die danach anfallenden Säuren werden bei der 12-Uhr-Probe gemessen. Um 15 Uhr ist dann wieder eine Basenflut vom Mittagessen festzustellen.

Bei einem übersäuerten Organismus fehlt die Ausgleichsfähigkeit, der rhythmische Wechsel der Säure-Basen-Fluten deutet sich kaum mehr an. Durch richtige Behandlung, vor allem durch Umstellung der Ernährung, kann die normale Ausgleichsfähigkeit wieder hergestellt werden.

Der Übersäuerung entgegenwirken

Migräne, Sodbrennen, Erschöpfung – Sie müssen sich nicht länger mit den Folgen der Übersäuerung abfinden. Tun Sie mit basischer Ernährung etwas dagegen. Wir zeigen Ihnen wie.

Ernährungsumstellung

Richtige Ernährung ist die Grundlage eines ausgeglichenen Säure-Basen-Haushalts. Rufen Sie sich dazu folgende Aussprüche ins Gedächtnis:

Hippokrates sagte: »Eure Nahrungsmittel sollen Eure Heilmittel sein, und Eure Heilmittel sollen Eure Nahrungsmittel sein.«

Kneipp sagte: »Auch wenn der Vater vieler Erkrankungen nicht bekannt ist, die Mutter ist allemal die Ernährung.«

F. X. Mayr hatte durch seine intensiven Studien schon frühzeitig erkannt, dass nicht jedes Nahrungsmittel bei jedem Menschen die gleiche Wirkung erzielt. Er hat deshalb den entscheidenden Satz geprägt:

MERKE

»Ernährung = Nahrung × Verdauungskraft«

F. X. Mayr hat den menschlichen Verdauungsapparat dabei mit einem Ofen verglichen, der schon lange nicht mehr geputzt wurde, nicht mehr den »richtigen Zug« hat. Dieser Ofen zieht nach der Reinigung besser, das Feuer brennt hell und ohne Rauch, so wie auch das Darmsystem nach einer

Darmreinigungskur wieder besser arbeitet. Mit weniger Brennmaterial (Nahrung) ist der Mensch leistungsfähiger als in Zeiten mit überreichlicher Nahrungszufuhr.

Es sollte eine Neuordnung der Ernährungsweise erfolgen: Das *Wie* und *Wie viel* ist wichtiger, als *was* man isst. Die Nahrung sollte gut gekaut werden, der Geschmack einer Speise soll mit Genuss erfasst werden. Bei dieser Neuordnung spielt die Beachtung des Säure-Basen-Haushalts eine wichtige Rolle. F.X. Mayr wies schon früh darauf hin, dass ein kranker Bauch die größte Säurequelle darstellt.

Für einen gut oder normal reagierenden Säure-Basen-Haushalt kommt es auf das Zusammenspiel der beteiligten Organe Lunge, Nieren und auf die Blutpuffer an. Auch hier muss es zu einer Neuordnung kommen, abgelagerte Säuren im Binde-, Muskel- und Sehnengewebe sollten gelöst werden und zur Ausscheidung gelangen. Dafür ist das Prinzip der Säuberung Voraussetzung. Die Ernährung danach sollte basisch ausgerichtet sein. Einfach gesagt: reichlich Gemüse und Obst, wenig tierisches Eiweiß.

GUT ZU WISSEN

Kardinalfehler der Ernährung

- Es wird zu schnell gegessen.
- Es wird zu viel gegessen.
- Es wird zu oft gegessen.
- Es wird zu viel schwer Verdauliches gegessen.
- Es wird zu spät abends gegessen.
- Es wird zwischen den Mahlzeiten zu wenig getrunken.
- Es gibt keine Fastenpause (Erholungspause).

Zucker und zuckerhaltige Lebensmittel als Förderer krankhafter Gärungsvorgänge sollen nach F.X. Mayr »sparsam wie ein kostbares Gewürz verwendet werden«.

Säure-Basen-Wertigkeit der Nahrungsmittel

80 % der Ernährung sollten aus basischen und neutralen Lebensmitteln bestehen:

- **Basisch sind** Kartoffeln, Obst, Gemüse, Zwiebeln, Knoblauch, alle frischen Kräuter, Vollmilch, Sahne, Mineralwässer, Kräutertees.
- **Neutral sind** Butter, kalt gepresste Pflanzenöle, Hirse, Amaranth, Quinoa, gutes Trinkwasser.

20 % der Ernährung darf aus sauren und säuernden Lebensmitteln bestehen:

- **Sauer sind** Fleisch und Wurst, Fisch, Hühnereiweiß, Käse, Quark, Kaffee, Alkoholika.
- **Säuernd sind** Zucker, Weißmehlprodukte, Kuchen, Torten, Schokolade.

Eine genauere Einteilung liefert die Tabelle nach Remer/Manz, die den Basen- oder Säureüberschuss in meq (Milliequivalent = biochemische Maßeinheit) pro 100 g anzeigt. Eine große Rolle spielt aber auch, wie die Nahrung verarbeitet wird. Die beste basische Kost kann gegenteilig wirken, wenn die Darmfunktion nicht stimmt. Dies habe ich an vielen Patienten schon beobachten müssen. Vegetarismus als eigentlich basische Grundernährung kann säuernd wirken, wenn zusätzlich viele Süßigkeiten gegessen werden. Dann kommt es ständig zu krankhaften Gärungsvorgängen, die den Säure-Basen-Haushalt nachteilig beeinflussen.

Nahrungsmitteltabelle nach Remer/Manz

Beachten Sie, dass alle Tabellen nur theoretische Werte über den Säure- und Basengehalt der Lebensmittel enthalten. Dabei sollte immer die individuelle Verdauungsleistung berücksichtigt werden, denn Gärungs- und Fäulnisprozesse im Darmsystem können die biochemische Qualität eines Nahrungsmittels verändern.

Basenüberschuss	meq/100 mg	Säureüberschuss
Apfelsaft, Gemüsesäfte, Kaffee, Mineralwasser, Bier, Rotwein, Weißwein Auberginen, Blumenkohl, Brokkoli, Chicorée, Kartoffeln, Knoblauch, Kopfsalat, Paprika, Pilze, Radieschen, Rosenkohl, Sauerkraut, Sojabohnen, Tomaten, Zucchini, Zwiebel Ananas, Äpfel, Birnen, Erdbeeren, Grapefruit, Kirschen, Orangen, Pfirsiche, Melonen, Weintrauben, Zitronen Haselnüsse, Mandeln Milch, Sahne	1–5	Weizen- und Roggenbrot, Pumpernickel, Weißbrot Buchweizen, Reis (geschält) Mais, Erbsen, Linsen, grüne Bohnen Eiweiß, Naturjoghurt, Frischkäse, Weichkäse Schokolade, Sandkuchen
Feldsalat, Fenchel, Grünkohl, Kohlrabi, Rucola, Sellerie Basilikum, Schnittlauch	5–10	Grahambrot, Zwieback Amaranth, Hirse, Quinoa (neutral) Weizenmehl

Basenüberschuss	meq/100 mg	Säureüberschuss
schwarze Johannisbeeren Walnüsse	5–10	Cornflakes Eiernudeln, Spaghetti Hühnereier (Dotter = basisch) Bierschinken, Cervelatwurst, Fleischwurst Huhn, Truthahn, Kalb, Lamm, Rind Hering, Kabeljaufilet, Lachs, Zander Erdnüsse, Pistazien (neutral)
Spinat Petersilie	10–15	Haferflocken, Reis (ungeschält) Camembert, Quark Cornedbeef, Salami Gans
Feigen (getrocknet)	15–20	Hartkäse Kaninchen Krabben
Rosinen	20–25	

Jeder kann fasten

Wenn ein Patient unvorbereitet aufs Fasten angesprochen wird, so wechselt er lieber den Therapeuten, als sich diesem für seinen Körper wichtigen Thema zu stellen. Um das grundsätzlich klarzustellen: Fasten bedeutet nicht Hungern!

Fasten ist etwas Freiwilliges, das man für seinen Körper tun *will*. Und es müssen nicht ganze Fastenwochen, es können auch einzelne Tage sein oder das Weglassen bestimmter Speisen. Auch Eiweißfasten kann Wunder wirken. Besonders für Patienten mit Störungen der Fließfähigkeit des Blutes ist es hilfreich, damit Krankheiten zu lindern. Verzichten Sie einfach vier Wochen auf tierisches Eiweiß (Fleisch, Wurst und Käse) oder schränken Sie Ihre Eiweißzufuhr zumindest stark ein.

Viele Menschen haben es sich zur Gewohnheit gemacht, regelmäßig an einem bestimmten Wochentag ihre Ernährung stark zu reduzieren, bis hin zum Flüssigkeitsfasten. Dabei wird nur Tee oder Wasser getrunken.

Vielleicht motivieren Sie sich in der Fastenzeit auch leichter, wobei die Religionszugehörigkeit keine Rolle spielt. Denn alle großen Weltreligionen betonen die große Bedeutung des Fastens zur Läuterung des Geistes.

MERKE

Wer hungert, wird krank.
Wer fastet, wird gesund!

Als bedeutende Fastenkur ist das Heilfasten nach Dr. Buchinger vielen bekannt. Dr. Buchinger war an Rheuma erkrankt, und fastete sich mit mehreren Kuren wieder gesund. Bei einer Buchinger-Fastenkur werden nur Tees und Gemüsesäfte eingenommen.

Auf den bekannten Arzt Dr. F. X. Mayr wurde schon hingewiesen. Er hat die nach ihm benannte *Darmreinigungskur* entwickelt. Diese Kurform funktioniert als *Diagnostik und Therapie* zugleich. Viele Patienten sind ähnlich, und doch gibt es Unterschiede. Es ist die Aufgabe des Arztes, für jeden Patienten aus einer Fülle von Möglichkeiten die richtige zu verordnen.

Substitution = Zufuhr von Mineralstoffen

F. X. Mayr konnte bei seinen Kuren in Karlsbad den Vorteil des Karlsbader Wassers ausnutzen Es enthält neben Bittersalz den basischen Pufferstoff Natriumhydrogencarbonat. In der heutigen Zeit ist es bei entsprechenden Vorerkrankungen nicht nur sinnvoll, sondern notwendig geworden, dem Kurpatienten bzw. Fastenden Basenmineralien zu verabreichen. Messungen der Basenpufferkapazitäten während Fastenkuren haben die Notwendigkeit der Basengabe eindeutig bestätigt.

GUT ZU WISSEN

Fastenkrisen lassen sich nicht gänzlich vermeiden, können aber durch Basenzufuhr abgemildert werden.

So gelingt das Abnehmen

Genau diese Problematik lässt die meisten verzweifeln, die überflüssige Pfunde loswerden wollen: Viele Fasten- und Diätvorschläge aus verschiedensten Zeitschriften führen durch reichliche Wasserausscheidung in den ersten Tagen zu deutlichem Gewichtsverlust. Wenn es dann zur Fettverbrennung kommt, geht es langsamer voran. Die Motivation muss aber weiterhin gehalten werden. Biochemisch gesehen kommt es zur *Ketoazidose*, einer speziellen Form der Übersäuerung, die auch beim Zuckerpatienten entsteht. Es ist wichtig, diese Übersäuerung nicht nur durch reichliche Flüssigkeitszufuhr (Kräutertees, stille Wasser – also nicht übermäßiger Kaffeegenuss) abzufangen, sondern Basenmineralien einzunehmen.

Beim Abnehmen ist auch zu bedenken, dass 1 Kilogramm Fett etwa 7000 Kalorien liefert. Umgerechnet kann dann bei einer 1000-Kalorien-Diät (pro Tag) pro Woche 1 Kilogramm Fett (Gewicht) abgebaut werden.

GUT ZU WISSEN

Merkblatt Fastenkur

Fasten ist freiwillig! Eine Gewichtsverminderung lässt sich nicht erzwingen. Die Ausleitung von Stoffwechselschlacken muss beachtet werden. Deshalb sind die verschiedenen Ratschläge zusammen wichtig.
Vorschlag für den Ablauf einer Fastenkur:

- Morgens 2 Teelöffel F. X.-Passagesalz (oder 1 Teelöffel Bittersalz) langsam in $^1/_4$ Liter lauwarmem Wasser auflösen und nüchtern trinken. Nach $^1/_2$ Stunde leichtes Frühstück: Brot oder Dinkelsemmel/-fladen mit etwas Butter und vegetarischem Brotaufstrich, Apfel oder Banane, Kräutertee (mäßig schwarzer Tee oder Kaffee!).
- Vormittags reichlich trinken, bei Hungergefühl Einnahme einer Basensalzmischung oder einer fertigen Basenbrühe (Gemüsebrühe ohne Geschmacksverstärker).
- Nach 4–5 Stunden Mittagessen: Hier schlemmen Sie nach Belieben mit Speisen aus dem Rezeptteil!
- Abends nach Möglichkeit nur Tee von Lindenblüten, Fenchel, Schafgarbe, Melisse, Salbei, Gänsefinger-

kraut, Zinnkraut oder eine Mischung davon aus gleichen Teilen, die sich in der Praxis sehr bewährt hat.

- Beim Essen größte Konzentration auf Kauen und Einspeicheln. Den Speisebrei erst schlucken, wenn sich alles verflüssigt hat. Je besser gekaut und eingespeichelt wird, desto eher kommt es zur Gesundung und Gewichtsabnahme.
- Bei Durst-, Hunger-, Leeregefühl im Bauch, Übelkeit, aber auch sonst reichlich trinken. Tägliche Trinkmenge 2–3 Liter neutrale Flüssigkeit (Tee oder Wasser).
- Ideal ist vor dem Mittagessen oder auch erst am Abend ein Leberwickel (Wärmflasche umwickelt mit feucht-warmem Tuch auf Lebergegend), 1/2 bis 1 Stunde ruhen.
- Begleitende Maßnahmen: Trockenbürsten morgens zur Hautanregung, Entsäuerungsbäder, Saunabesuch, Spaziergänge.
- Weglassen oder einschränken: Bohnenkaffee, Zucker (Süßigkeiten, Schokolade, Kuchen), Alkohol, fettes und schwer verdauliches Essen, Nikotin.

Sport und Bewegung

Die Kenntnisse und Beachtung des Säure-Basen-Haushalts können beim Sport von großer Bedeutung sein. Wenn im Muskel Energie bereitgestellt wird, entsteht Milchsäure, die bei leichter körperlicher Tätigkeit vom Blut abtransportiert und in der Leber umgebaut wird. Erhöht sich bei einer sportlichen Aktivitätssteigerung die anfallende Milchsäuremenge, so muss diese vorübergehend zwischengelagert (gepuffert) werden, um die biochemischen Vorgänge im

Muskel nicht zum Erliegen zu bringen. Ein solcher Zusammenbruch ist dann der allseits bekannte Wadenkrampf.

Es müssen also Basenmineralien zur Verfügung stehen, um die anfallende Säuremenge vorübergehend binden zu können. Eine »gesunde und natürliche« Leistungssteigerung ist deshalb durch rechtzeitige Steuerung der Nahrungsmittel und Einnahme von Basenmineralien möglich. Versuche haben ergeben, dass sich Leistungsverbesserungen nicht nur bei länger dauernden Belastungen einstellen, sondern auch bei sportlichen Übungen.

Basengemische als Nahrungsergänzung

Die Ernährung sollte die entscheidende Rolle im Säure-Basen-Haushalt und in der Entsäuerung spielen. In der Anfangsphase jedoch, oder um zwischendurch »Ernährungssünden« ohne Schaden abzufangen, ist eine Einnahme von Basengemischen hilfreich.

Die bekanntesten Nahrungsergänzungsmittel sollen hier vorgestellt werden (dies kann nur eine Auswahl sein und ist keine Negativwertung, wenn ein Präparat nicht genannt wird):

- Alkala: Pulver und Tabletten
- Basica-Originalpulver, Basica compact
- Basosyx: Tabletten
- Bullrich: Salz, Tabletten und Pulver
- Bullrichs Vital: Tabletten und Pulver
- Metz: Aktiv-Kalk und Pulver
- Pascoe: Basentabs

Diese Präparate sind in Apotheken und Drogerien erhältlich. Bei der Dosierung richten Sie sich nach den Herstellerangaben. Versuchsweise kann natürlich jeder eine höhere, ihm gut tuende Dosis ausprobieren.

Ein weiteres Präparat, das hier erwähnt werden soll, ist von der Firma Vita Bon B.V. Holland, Franciscanerstraat 8, 6462 CN Kerkrade erhältlich: Painergy-Pulver (www.vita-bon.de). Es enthält neben basischen Puffersalzen natürliche Bestandteile, die besonders unterstützend wirken zur Schmerzlinderung bei Muskelverkrampfungen, sowie rasche Energiespender bei Ermüdungserscheinungen sind.

Besonders wirksam sind auch Schüßler-Salze. Dies sind 12 bzw. 24 Grundstoffe, die homöopathisch in der Verdünnung D6 oder D12 gegeben werden. Je nach Notwendigkeit sind diese Salze geeignet, im Feinbereich Stoffwechselregulationen zu ermöglichen. Besonders das Mittel *Natrium bicarbonicum D6* aus dem Grundstoff Natriumhydrogen(=bi) carbonat unterstützt die Entsäuerung. Es hat sich sehr bei Kindern bewährt.

Mineral- und Heilwässer haben in Deutschland schon von jeher eine große historische Bedeutung. Manche greifen tief in den Säure-Basen-Haushalt ein, was meist nicht bekannt ist. Traditionell haben solche Wässer einen großen Nutzen bei Krankheiten, die durch Übersäuerung entstehen. Stellvertretend sollen erwähnt sein: Staatl. Fachingen, Kaiser-Friedrich-Quelle, Dunaris-Heilwasser (enthält 2,887 g Hydrogencarbonat als basischen Puffer).

In Zusammenhang mit hohem Blutdruck wurde in den vergangenen Jahren vor hohem Kochsalzgenuss (Natriumchlorid) gewarnt, das jedoch mit Natriumbicarbonat gleichgesetzt wurde.

Für beide Heilwässer, Staatl. Fachingen und Kaiser-Friedrich-Quelle, liegen Untersuchungen vor, die sogar eine Blutdrucksenkung ergaben. Eine Studie mit einem Nahrungsergänzungsmittel, das Natriumbicarbonat enthält, ergab ebenfalls eine eindeutige Blutdrucksenkung. Salz ist also nicht gleich Salz! Generell sollte natürlich darauf geachtet werden, dass Kochsalz nicht im Übermaß und stattdessen frische Gewürzkräuter verwendet werden.

Entsäuerung durch Milchsäure

In Einzelfällen kann die Einnahme von natriumbicarbonathaltigen Verbindungen Magenprobleme bereiten. In diesen Fällen ist die Einnahme von Milchsäure-Präparaten in Tropfenform zu empfehlen (Gelum- oder Lactopurum-Tropfen).

Auch *Kanne-Brottrunk* hat sich ebenfalls seit Jahren in der Entsäuerung bewährt. Dieser entsteht aus einer Milchsäuregärung von speziell gebackenem Vollkornbrot. Die Milchsäure des Brottrunks wirkt äußerlich desinfizierend, schützt die Mundhöhle natürlich gegen Infektionen und fördert die Heilung von Durchfallerkrankungen. Wichtig zu wissen: Diese zugeführte Milchsäure wird im Stoffwechsel oxidiert (verbrannt). Die Säure wirkt dabei als Basenspender, da biochemisch ein Säuremolekül verbrannt wird.

Der Brottrunk kann pur genossen oder mit Apfelsaft oder Gemüsesaft vermischt werden. Auch Einreibungen und Wickel sind damit möglich. Bei der Darmregenerierung hilft *Kanne-Fermentgetreide*. Es kann mit Wasser verrührt getrunken oder als Brotaufstrich mit Quark und Kräutern gegessen werden.

Das Wichtigste in Kürze

Kurz zusammengefasst sieht das Zusammenspiel im Säure-Basen-Haushalt so aus:

- Säureentstehung: entweder als Kohlensäure aus dem Zellstoffwechsel mit Sauerstoff oder Milchsäurebildung ohne Sauerstoff

- Ausscheidungswege sind zu beachten: Nieren, Lunge, Leber, Darm, Haut.
- Magenfunktion: Bildung nicht nur der Salzsäure, sondern auch des notwendigen basischen Gegenspielers Natriumbicarbonat
- Ernährung ist nicht gleich zugeführte Nahrung, sondern abhängig von der Verdauungskraft.
- Umwelt und Psyche können belastend und entlastend sein.

Wir wollen Sie aber nicht ohne eine Hilfestellung in den vielleicht grauen »Säure-Alltag« entlassen. Es ist uns ein wirkliches Bedürfnis, Ihnen weiterzuhelfen. Lassen Sie sich nicht unterkriegen! Sicher hilft Ihnen der nachstehende Spruch weiter:

MERKE

Es ist besser, mit Freude ein Glas Wein zu genießen,
mit Freude ein Stück Torte zu genießen,
mit Freude ein Stück Schokolade zu genießen –
als mit Hochmut nur ein Glas Wasser zu trinken.

Haben Sie noch Fragen?

Von Krankheitsanzeichen über Heilreaktionen – hier haben wir die wichtigsten Fragen zum Säure-Basen-Haushalt für Sie zusammengestellt.

Wie lang sollten Sie entsäuern?

Entsäuerung sollte lebenslang durchgeführt werden, gleichzeitig wird sie eine Lebenseinstellung. Wichtig ist aber, dass alles ungezwungen bleibt, kein Gesicht sollte verbissen sein – »ich muss entsäuern« –, sonst wiegt die seelische Seite zu stark negativ. Leben Sie ruhig zeitweise

»locker« dahin. Nach einer gewissen Zeit merken Sie, dass sich vergangene Beschwerden wieder einstellen, und erinnern sich dann gerne an erlernte Verhaltensregeln.

Kann die Entsäuerung auch Nachteile haben?

Grundsätzlich hat eine Entsäuerung keine nachteiligen Wirkungen. Es kann jedoch anfangs vorkommen, dass durch den veränderten pH-Wert des Urins, der lange bei 5,0 und 6,0 war und jetzt oftmals bei 7,0 ist, eine alte, nicht ausgeheilte Nierenentzündung aufflackern kann. Dies ist kein Nachteil, irgendwann zu einer unpassenden Zeit wäre diese sicher ohnehin aufgetreten. Haben Sie Beschwerden und lässt sich eine Entzündung im Urin feststellen, so unterbrechen Sie die Einnahme der Basenmedikamente. Es kann sogar vorübergehend ein Antibiotikum notwendig sein, um die alte Entzündung auszuheilen. Danach dürfen Sie wieder entsäuern.

Welche Möglichkeit der Entsäuerung ist die beste?

Es ist im Prinzip völlig gleichgültig, welchen Weg Sie gehen. Wichtig ist, dass Sie etwas für Ihre Entsäuerung tun, weil Sie bald merken werden, dass das Ihre Lebensqualität hebt.

Die Grundlage sollte eine ausgewogene Ernährung sein. Verwenden Sie daneben die verschiedenen Mineralgemische als Nahrungsergänzung. Grundsätzlich gibt es zwei Hauptwege der Entsäuerung:

- Zufuhr von Natriumbicarbonat, das zur Neutralisierung von Salzsäure führt und
- Zufuhr von Milchsäure im *Kanne-Brottrunk*, die Säuremoleküle biochemisch »verbrennt«. Ähnlich wirkt auch die Zufuhr von Zitronensäure in Mineralgemischen.

Welche Krankheitszeichen deuten auf eine Übersäuerung hin?

Zum besseren Verständnis stellen wir Ihnen die wichtigsten Krankheitszeichen von Kopf bis Fuß zusammen. In der Humoraldiagnostik (dem Erkennen von Krankheiten aus der Säftelehre, einer diagnostischen Möglichkeit, die schon von Ärzten der Antike angewandt wurde) können wir dies wie in einem Bilderbuch ablesen:

Kopfbereich:

häufige Kopfschmerzen ohne ersichtliche Ursache – blasse Gesichtsfarbe – empfindliche Augen mit Entzündungen der Bindehaut, der Hornhaut und der Lidränder – häufige Erkältungen sowie Stirn- und Nasennebenhöhlenentzündungen – vergrößerte Mandeln und wiederkehrende Mandel- und Halsentzündungen – Polypen – allergische Reaktionen – empfindliche Reaktionen der Zähne auf kalte und heiße Speisen – Zahnkaries – wechselnde Zahnschmerzen ohne Befund (Neuralgien) – Zahnfleischentzündungen und Zahnfleischschwund – Einrisse im Mundwinkel

Brustbereich:

Bronchialerkrankungen – Entzündungen und unklare Schwellungen der weiblichen Brustdrüse, auch beim Stillen – unklarer Herzdruck ohne krankhaften EKG-Befund

Bauchbereich:

Sodbrennen mit saurem Aufstoßen – Magenkrämpfe, Magenschmerzen und Magenschleimhautentzündungen bis hin zum Magengeschwür – Gallensteine – Darmkrämpfe – Brennen beim Stuhlgang, Bildung von Analekzemen – Stuhlentfärbung als Zeichen einer Leberschwäche – Reizblase – Nieren- und Blasenstein – ständig übersäuerter Urin

Wirbelsäule und Gelenke:

Osteoporose (Kalkmangel durch Kalziumabbau im Knochen) – Neigung zu spontanen Knochenbrüchen bei älteren Menschen – verzögerte Heilung nach Knochenbrüchen – Rheuma, besonders Weichteilrheuma – Arthrose – Arthritis – Wirbelverschiebungen – Bandscheibenvorfall – Wirbelsäulensyndrom

Haut, Haare und Nägel:

Akneerkrankungen – Schweißgeruch durch übersäuerten Schweiß – trockene Haut mit Neigung zu Hautentzündungen – Entzündungen und Ekzembildungen der Körperöffnungen – Hautpilzerkrankungen – wechselnder Juckreiz bis hin zum Nesselfieberausschlag – Brüchigkeit von Nägeln und Nagelverformungen

Allgemeiner Energiezustand:

chronische Müdigkeit, Ermüdbarkeit nach längerer Schlafphase – Antriebsschwäche – Gefühl der Schwere in Armen und Beinen – kalte Hände und Füße – erhöhte Anfälligkeit für Infektionen (Erkältungen, Halsentzündungen, Bronchitiden)

Wie wirken Säuren und Basen im Organismus zusammen?

Bei der ganzheitlichen Säure-Basen-Betrachtung ist es wichtig zu wissen, wie das Zusammenspiel beider Komponenten im Körper zustande kommt:

1. Zufuhr von Säuren und Basen von außen durch die Nahrung
2. innere Bildung von Stoffwechselschlacken
3. innere Zufuhr krankhafter Säuren bei chronischer Darmgärung und bei Zuckerkrankheit

4. Ausscheidung von Säuren und Basen über Niere und Darm
5. Ausscheidung von Kohlensäure über die Lunge
6. Bildung von Salzsäure und Natriumbicarbonat im Magen
7. Regulation und Zusammenspiel dieser Organe

Was sind Heilreaktionen?

Durch Fasten entstehen verschiedene Veränderungen im Körper, dabei werden Stoffwechselschlacken freigesetzt, die meist aus Säuren bestehen, über das Blut zum Gehirn gelangen und dann Erscheinungen äußerster Unlust hervorrufen. Im Körper sind durch die akute Übersäuerung an schon belasteten Stellen im Muskel, Binde- und Knochengewebe ziehende Schmerzen zu verspüren.

In dieser Zeit sollten Sie auf die Ausleitung der Säuren besonders achten. Die natürlichen Ausleitungsorgane des Menschen sind der Darm, die Nieren, die Lungen und die Haut. Der Darm wird angeregt durch milde Abführlösungen, die Niere durch ausreichendes Trinken (2–3 Liter am Tag), die Lungen durch bewusstes Ausatmen und Bewegung, die Haut durch Bürstenmassagen und Schwitzen (Sauna). Heilreaktionen kommen zustande.

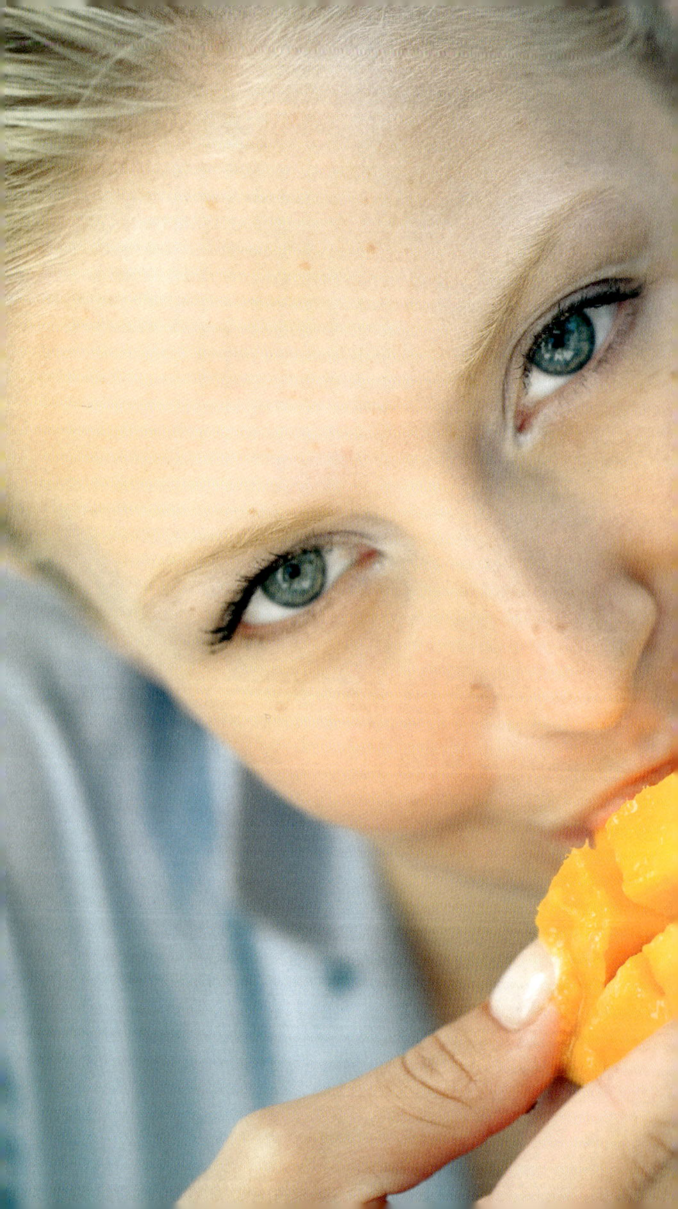

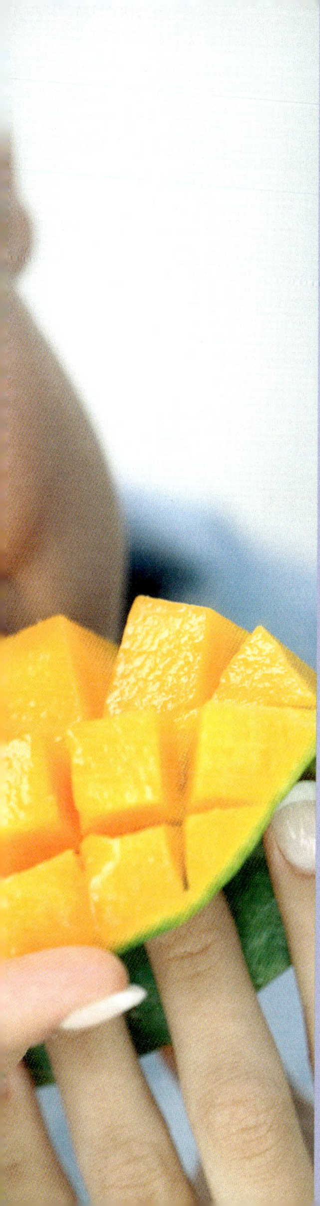

Wie setze ich mein Wissen um?

Sie möchten wissen, welche Lebensmittel besonders säure- oder basenhaltig sind, welche Gerichte Sie damit kochen können und wie Sie diese am besten zusammenstellen? Nehmen Sie das Büchlein einfach mit – zum Einkaufen, zum Kochen in die Küche oder ins Restaurant. So bleiben Sie spielend in Säure-Basen-Balance.

Einkaufen leicht gemacht

Die nachfolgende Lebensmittelübersicht erleichtert Ihnen den Einkauf Ihrer Lebensmittel und die Zusammensetzung der Speisen hinsichtlich des Eiweiß- und Fettgehaltes und des Säure-Basen-Haushaltes. Alle Angaben beziehen sich auf 100 Gramm.

Zeichenerklärung

●: Dieses Lebensmittel ist basisch.
●: Dieses Lebensmittel ist neutral.
●: Dieses Lebensmittel ist sauer.

	Eiweiß (in %)	Fett (in %)	basisch	sauer
Milch (auch laktosefrei)				
Kuhmilch	3,50	3,50	●	
Schafsmilch	5,30	6,30	●	
Vorzugsmilch	3,30	3,80	●	
Milchprodukte (auch laktosefrei)				
Buttermilch	3,50	0,50		●
Joghurt aus Trinkmilch	3,30	3,50		●
Joghurt fettarm	3,40	1,50		●
Sahne 10 % F	3,10	10,50	●	
Schlagsahne 30 % F	2,40	31,70	●	
Saure Sahne 10 % F	3,10	10,00		●
Schmant 24 % F	2,60	24,00		●
Crème fraîche 40 % F	2,00	40,00		●
Käse (auch laktosefrei)				
Feta 45 % F i.Tr.	17,00	18,80		●
Frischkäse 60 % F i.Tr.	8,50	23,00		●

	Eiweiß (in %)	Fett (in %)	basisch	sauer
Frischkäse 20 % F i.Tr.	13,20	7,50		●
Hüttenkäse	13,60	2,90		●
Mascarpone	4,60	47,50		●
Mozzarella	19,90	16,10		●
Speisequark 40 % F i.Tr.	11,10	11,40		●
Speisequark 20 % F i.Tr	10,50	5,10		●
Speisequark mager	13,50	0,30		●
Hartkäse, Schmelzkäse				
Appenzeller 50 % F i.Tr.	25,40	31,60		●
Back-Camembert 45 % F i.Tr.	19,00	17,00		●
Bergkäse 45 % F i.Tr.	28,90	30,00		●
Butterkäse 60 % F i.Tr.	17,00	34,70		●
Camembert 60 % F i.Tr.	16,80	33,20		●
Edamer 45 % F i.Tr.	24,80	28,30		●
Emmentaler 45 % F i.Tr.	28,90	30,00		●
Gouda 40 % F i.Tr.	24,70	22,30		●
Gorgonzola	19,40	31,20		●
Harzer, Korbkäse	30,00	0,70		●
Kochkäse 40 % F i.Tr.	12,00	13,90		●
Parmesan 32 % F i.Tr.	38,50	25,80		●
Raclette-Käse 48 % F i.Tr.	22,70	28,00		●
Ziegenkäse 45 % F i.Tr.	21,60	27,00		●
Hühnerei				
1 Hühnerei 58 g	6,70	6,20	●	●
1 Eidotter 20 g	3,10	6,10	●	
1 Eiweiß 40 g	3,60	0,10		●
tierische Fette				
Butter (Süß- und Sauerrahm)	0,70	83,20		●

	Eiweiß (in %)	Fett (in %)	basisch	sauer
Milchhalbfett	4,80	40,50	●	
Butterschmalz	0,30	99,50	●	
Gänseschmalz	0,00	99,50	●	
Schweineschmalz	0,10	99,70	●	
pflanzliche Fette und Öle				
Erdnussöl	0,00	99,40	●	
Kokosfett (gereinigt)	0,80	99,00	●	
Leinöl (Omega-3-Fettsäuren)	0,00	99,50	●	
Maiskeimöl	0,00	99,90	●	
Pflanzenmargarine	0,20	80,00	●	
Diätmargarine	0,20	80,00	●	
Halbfettmargarine	1,60	40,00	●	
Olivenöl	0,00	99,90	●	
Safloröl/Distelöl	0,00	99,90	●	
Sesamöl	0,00	99,50	●	
Sojaöl	0,00	99,90	●	
Sonnenblumenöl	0,00	99,80	●	
Walnussöl (Omega-3-Fettsäuren)	0,00	99,50	●	
Seefische (Omega-3-Fettsäuren)				
Flunder	16,50	0,70		●
Heilbutt	20,10	2,30		●
Hering	8,20	17,80		●
Kabeljau	17,40	0,60		●
Rotbarsch	18,20	3,60		●
Sardine	19,40	4,50		●
Schellfisch	17,90	0,60		●
Scholle	17,10	1,90		●
Seehecht	17,20	2,50		●
Seelachs	18,30	0,80		●

	Eiweiß (in %)	Fett (in %)	basisch	sauer
Seezunge	17,50	1,40		●
Steinbutt	16,70	1,70		●
Thunfisch	21,50	15,50		●
Meeresfrüchte				
Austern	9,00	1,20		●
Garnelen	18,60	1,40		●
Hummer	15,90	1,90		●
Krebs, Flusskrebs	15,00	0,50		●
Languste	17,20	1,10		●
Miesmuschel	9,80	1,30		●
Tintenfisch	15,30	0,80		●
Süßwasserfische				
Aal, Flussaal	15,00	24,50		●
Barsch, Flussbarsch	18,40	0,80		●
Brasse	16,60	5,50		●
Felchen	17,80	3,20		●
Forelle	19,50	2,70		●
Hecht	18,40	0,90		●
Karpfen	18,00	4,80		●
Lachs (Omega-3-Fettsäuren)	19,90	13,60		●
Schleie	17,70	0,70		●
Zander	19,20	0,70		●
Geflügel				
Ente	18,10	17,20		●
Gans	15,70	31,00		●
Huhn, Brathuhn	19,90	9,60		●
Brust mit Haut	22,20	6,20		●
Keule mit Haut	18,20	11,20		●
Brust ohne Haut	24,10	1,00		●
Keule ohne Haut	20,50	3,60		●

	Eiweiß (in %)	Fett (in %)	basisch	sauer
Hammel und Lamm				
Muskelfleisch ohne Fett	21,90	0,80		●
Brust	18,60	6,30		●
Filet	20,60	3,40		●
Keule	18,00	18,00		●
Kotelett	14,90	32,00		●
Kalbfleisch				
Muskelfleisch ohne Fett	21,90	0,80		●
Brust	18,60	6,30		●
Filet	20,60	1,40		●
Kotelett	21,10	3,10		●
Bries	17,20	3,40		●
Leber	19,20	4,10		●
Rindfleisch				
Muskelfleisch ohne Fett	21,30	1,90		●
Filet	21,20	4,00		●
Keule	21,00	7,10		●
Corned Beef	21,70	6,00		●
Leber	20,30	2,10		●
Schweinefleisch				
Muskelfleisch ohne Fett	22,00	1,90		●
Bauch	17,80	21,10		●
Backe	9,90	55,50		●
Schulter	17,00	22,50		●
Eisbein	19,00	12,20		●
Filet	21,50	2,00		●
Keule	16,90	13,80		●
Kotelett	20,30	7,60		●
Kasseler	20,90	17,00		●
Leber	20,40	4,50		●
Wild (Omega-3- Fettsäuren)				
Hase	21,60	3,00		●

	Eiweiß (in %)	Fett (in %)	basisch	sauer
Hirsch	20,60	3,30		🔴
Reh/Keule	21,40	1,30		🔴
Reh/Rücken	22,40	3,60		🔴
sonstige Fleischarten				
Kaninchen	20,80	7,60		🔴
Pferd	20,60	2,70		🔴
Ziege	19,50	7,90		🔴
Fleisch und Wurstwaren				
Schweinsbratwurst	9,80	28,80		🔴
Fleischkäse	12,40	27,50		🔴
Frankfurter Würstchen	13,10	24,40		🔴
Geflügelwurst (mager)	16,20	4,80		🔴
Jagdwurst	14,80	16,20		🔴
Leberpastete	14,20	28,60		🔴
Leberwurst (mager)	17,00	21,00		🔴
Mettwurst/Braunschweiger	13,90	37,20		🔴
Mortadella	12,40	32,80		🔴
Münchner Weißwurst	11,10	27,00		🔴
Salami	18,50	33,00		🔴
Schinken (gekocht)	19,50	12,80		🔴
Schinken (geräuchert)	16,90	35,00		🔴
Speck (durchwachsen)	9,10	65		🔴
Wiener Würstchen	10,20	28,30		🔴
Getreide, Mehle				
Amaranth	14,60	8,80		🟡
Buchweizenkorn	10,00	1,70		🔴
Maiskorn	9,20	3,80		🔴
Hirsekorn	10,60	3,90		🟡
Quinoa	13,80	5,00		🟡
Gerstenkorn	10,60	2,10		🔴
Haferkorn	12,60	7,10		🔴

	Eiweiß (in %)	Fett (in %)	basisch	sauer
Reiskorn (natur)	7,40	2,20		●
Reis (parboiled)	6,50	0,50		●
Roggenkorn	8,70	1,70		●
Dinkelkorn	11,60	2,70		●
Vollkornmehl	10,60	1,90		●
Stärkemehle				
Kartoffelstärke	0,60	0,10		●
Maisstärke	0,40	0,10		●
Reisstärke	0,80	0,00		●
Weizenstärke	0,40	0,10		●
Backwaren				
Roggenbrot	6,20	1,00		●
Weizenmischbrot	6,20	1,10		●
Weizentoastbrot	6,90	4,50		●
Vollkornbrot	7,80	1,00		●
Baguette	7,90	0,70		●
Knäckebrot	10,00	1,00		●
Teigwaren				
Eier-Teigwaren	13,00	3,00		●
Spaghetti ohne Ei	12,50	1,20		●
Vollkornnudeln	15,00	3,00		●
Hülsenfrüchte				
frische Sprossen	4,00	0,70	●	
weiße Bohnen	22,00	1,60		●
Erbsen	23,00	1,40		●
Linsen	23,50	1,40		●
Sojabohnen	33,70	18,10	●	
Sojakäse (Tofu)	8,00	5,00	●	
Samen und Nüsse				
Cashewnuss	17,20	42,00		●
Erdnuss (geröstet)	26,40	48,10		●

	Eiweiß (in %)	Fett (in %)	basisch	sauer
Haselnuss	13,10	28,00		🔴
Kastanie/Marone	3,40	1,90		🟢
Kokosnuss (reif)	3,90	36,50		🔴
Leinsamen (ungeschält)	24,00	30,90		🔴
Mandeln	19,90	54,00	🟢	
Mohnsamen	20,00	41,00		🔴
Macadamianuss	7,50	73,00		🔴
Paranuss	14,00	67,00		🔴
Pinienkerne	13,00	60,00		🔴
Pistazienkerne	20,80	51,60		🔴
Sesam-Samen	17,70	50,00	🟢	
Sonnenblumenkerne (geschält)	22,50	49,00	🟢	
Walnuss (Omega-3-Fettsäuren)	15,00	62,00		🟡
Gemüse				
Aubergine	1,20	0,20	🟢	
Bleichsellerie	1,20	0,20	🟢	
Blumenkohl	2,40	0,30	🟢	
grüne Bohnen	2,40	0,30		🔴
Brokkoli	3,30	0,20	🟢	
Chicoree	1,30	0,20	🟢	
Chinakohl	1,20	0,30	🟢	
grüne Erbsen	5,80	0,50		🔴
Frühlingszwiebel	2,00	0,50	🟢	
Grünkohl	4,30	0,90	🟢	
Gurke	0,60	0,20	🟢	
Kartoffel	2,00	0,10	🟢	
Knoblauch	6,10	0,10	🟢	
Knollensellerie	1,60	0,30	🟢	
Kohlrabi	2,00	0,10	🟢	

	Eiweiß (in %)	Fett (in %)	basisch	sauer
Kürbis	1,00	0,10	●	
Karotte	1,10	0,20	●	
Mangold	2,10	0,30	●	
grüne Oliven	1,40	13,30	●	
Porree/Lauch	2,20	0,30	●	
Rosenkohl	4,50	0,30	●	
Rhabarber	0,60	0,10		●
rote Rübe	1,50	0,10	●	
Rotkohl	1,50	0,20	●	
Sauerkraut	1,50	0,30	●	
Schnittlauch	3,60	0,70	●	
Schwarzwurzel	1,40	0,40	●	
Spargel	1,90	0,10		●
Spinat	2,50	0,30	●	
Tomate	1,00	0,20	●	
Weißkohl	1,30	0,20	●	
Wirsing	3,00	0,40	●	
Zucchini	1,60	0,40	●	
Zuckermais	3,00	1,20	●	
Zwiebel	1,30	0,30	●	
Salate				
Brunnenkresse	1,60	0,30	●	
Chicorée	1,30	0,20	●	
Endivien	1,80	0,20	●	
Eisbergsalat	0,70	0,30	●	
Feldsalat	1,80	0,40	●	
Gartenkresse	4,20	0,70	●	
Gurke	0,60	0,20	●	
Radicchio	1,20	0,20	●	
Rettich	1,00	0,20	●	
Tomate	1,00	0,20	●	

	Eiweiß (in %)	Fett (in %)	basisch	sauer
Pilze				
Austernpilz	2,40	0,10	●	
Champignon	2,70	0,20	●	
Morchel	1,70	0,30	●	
Pfifferling	1,60	0,50	●	
Steinpilz	2,80	0,40	●	
Trüffel	5,50	0,50	●	
Obst				
Ananas	0,40	0,20	●	
Apfel	0,30	0,60	●	
Aprikose	1,00	0,10	●	
Avocado	1,90	23,50	●	
Banane	1,10	0,20	●	
Birne	0,50	0,30	●	
Brombeere	1,20	0,20	●	
Erdbeere	0,80	0,40	●	
Feige	1,30	0,40	●	
Grapefruit	0,50	0,10	●	
Heidelbeere	0,70	0,60	●	
Himbeere	1,30	0,30	●	
Honigmelone	0,90	0,10	●	
Johannisbeere	1,10	0,20	●	
Kirsche	0,90	0,30	●	
Kiwi	0,90	0,60	●	
Mandarine	0,60	0,30	●	
Papaya	0,60	0,10	●	
Passionsfrucht	2,40	0,40	●	
Pflaume	0,60	0,20	●	
Preiselbeere	0,30	0,50	●	
Sultanine	1,80	0,00	●	
Zitrone	0,70	0,60	●	

Mahlzeiten richtig zusammenstellen

Um das Gewicht zu halten, ist es günstig, am Abend so wenig wie möglich zu essen. Dafür sollte aber tagsüber so viel wie möglich getrunken werden. Um das Trinken nicht zu vergessen, stellen Sie am besten einen Krug mit kaltem Wasser vor sich auf den Tisch. Gutes Wasser ist nach wie vor das beste Getränk. Denken Sie aber auch an ausreichend Bewegung, um Ihren Stoffwechsel zu unterstützen, und stellen Sie Ihre Mahlzeiten wie folgt zusammen:

Salate:		
grüner Salat, Kaisersalat, Feldsalat	●	mit hochwertigem, kaltgepressten Pflanzenöl
Endiviensalat	●	mit warmen Kartoffelscheiben
Kopfsalat, Eissalat	●	mit hochwertigem Olivenöl
Kartoffelsalat	●	mit hochwertigem Pflanzenöl
Gemüsesalate	●	mit Frischkräutern und hochwertigem Olivenöl
Suppen:		
sämtliche Gemüse-Basensuppen	●	
sämtliche Gemüsebouillons	●	evtl. mit Einlage
sämtliche klare Gemüsesuppen	●	evtl. mit Einlage
kalte Vorspeisen:		
sämtliche Antipasti	●	mit bestem, kaltgepressten Olivenöl

Auberginenröllchen	🔴 🟢	evtl. mit Vollwertbrot
gegrillte Zucchini	🟢	mit hochwertigem Olivenöl
gekochter Brokkoli, Blumenkohl	🟢	mit hochwertigem Olivenöl
Fenchel, Sellerie, Karotten	🟢	mit hochwertigem Pflanzenöl
Gemüseauflauf	🟢 🔴	mit Sauerrahm
Fleischgerichte:		
fettarme, kleine Portionen	🔴 🟢	mit Kartoffeln oder Gemüse
Fischgerichte:		
fettarme, kleine Portionen	🔴 🟢	mit Kartoffeln oder Gemüse
Meeresfisch	🔴 🟢	mit Kartoffeln oder Gemüse
Süßwasserfisch	🔴 🟢	mit Kartoffeln oder Gemüse
Meeresfrüchte	🔴 🟢	mit Kartoffeln oder Gemüse
Desserts:		
Vollwerttorte und Kuchen	🔴 🟢	mit Fruchtcreme
Apfelstrudel	🔴 🟢	
Topfenstrudel	🔴 🟢	mit Vanillesoße
Milchcreme	🟢	mit Früchten
Apfelcreme	🟢	mit Sahne

GUT ZU WISSEN

Ihre Checkliste für mehr Wohlbefinden

- Ziehen Sie Bio-Produkte vor.
- Achten Sie auf die Vollwertigkeit der Lebensmittel.
- Essen Sie mehr Vollwertprodukte und weniger Weißmehlprodukte. Bedenken Sie, dass Vollwertbrot meist leichter ist als Vollkornbrot.
- Übertreiben Sie nicht beim Frischkornmüsli: 1 EL Getreide genügt. Meiden Sie zu Anfang 5-Korn-Mischungen.
- Achten Sie auf die Jahreszeit, was den Einkauf von heimischem Gemüse und Obst betrifft.
- Essen Sie wenig und selten Fleisch, dafür mehr Fisch. Beides sollte beste Qualität haben. Achten Sie stets auf die Herkunft, Haltung und Fütterung der Tiere.
- Fettarme Putenwürste mit 4 bis 5 % Fett sind fettreichen Schweinewürsten mit bis zu 45 % Fett vorzuziehen.
- Meiden Sie Rindsuppen, Bouillons und Consommés. Genießen Sie lieber Gemüsesuppen und Gemüsebouillons mit Einlagen.
- Denken Sie daran, täglich ausreichend zu trinken (bis zu 3 Liter). Gutes Leitungswasser und kohlensäurearmes Mineralwasser werden empfohlen.
- Nutzen Sie fettarme Küchentechniken.
- Verwenden Sie keine hochwertigen, kaltgepressten Öle zum Erhitzen. Zum Anbraten nehmen Sie warmgepresste Pflanzenöle (Rapsöl, Olivenöl). zum Anschwitzen (ohne Farbe) wenig Butter (evtl. mit Öl gemischt).

- Sparen Sie grundsätzlich auch mit dem besten Salz und würzen Sie mehr mit frischen Kräutern aus biologischem Anbau.
- Essen Sie mittags warm, nehmen Sie abends – wenn überhaupt – nur eine kleine kalte Mahlzeit (Fladen mit Brotaufstrich und Kräutertee) zu sich.
- Versuchen Sie nach dem Frühstück und Mittagessen fünf Stunden nichts zu essen, das fördert die Fettverbrennung.
- Eine magenwärmende Basensuppe ist mittags wie abends zu empfehlen.
- Trennen Sie Eiweiß und Kohlenhydrate in einer Mischkost, vor allem dann, wenn Sie einen anstrengenden Tag hatten. Sie entlasten damit Ihren Verdauungstrakt und sparen Verdauungsenergie.
- Ordnen Sie die Zusammensetzung der Speisen in Bezug auf den Säuren-Basen-Haushalt – auch im Restaurant.
- Decken Sie Ihren Tisch stets nett und freundlich, damit Sie Ihr Essen in Ruhe und mit Appetit genießen können. Denken Sie daran: »Auch die Freude am Essen hält gesund«!
- Eine vernünftige Ernährung sollte man weder extrem noch fanatisch sehen. Kleine Vergehen zeigen uns auf, wo wir mit unserer Verdauungskraft stehen. Da die Ernährung übergeordnet zu sehen ist, kann man ein »Zuviel« am nächsten Tag durch weniger Essen oder noch besser durch einen Teetag ausgleichen.

Ausgewogen essen im Restaurant

In der Regel ist die Zusammensetzung der Speisen in Hotels, Restaurants und Gaststätten von einem vernünftigen Säure-Basen-Gleichgewicht weit entfernt. Dies liegt vor allem an mangelnder Kenntnis und falschen Gewohnheiten.

Mit Hilfe der nachfolgenden Tabelle können Sie Ihr Menü im Sinne des Säure-Basen-Haushalts ausgewogen zusammenstellen. Das werden Sie besser vertragen. Wenn es Ihnen einmal nicht so gut geht, essen Sie vegetarisch oder bei Fisch oder Fleischgerichten nur Gemüse als Beilage. Sie entlasten damit Ihre Verdauung und werden mehr Energie zur Verfügung haben.

Menüvorschläge im Säure-Basen-Gleichgewicht

Suppen	
säurenüberschüssig:	**Entschärfung durch basische Beilagen/Alternativen:**
Rindsuppe mit Frittaten, Nockerln	Gemüsesuppe, Gemüseeinlage
Consommé mit Nudeln	klare Gemüsesuppe mit Gemüse
Bouillon mit Einlagen	Gemüsebouillon mit Nudeln/ Nocken ●
Tütensuppe	Gemüsepüreesuppe, Basensuppe
fertige Cremesuppe	Kartoffelsuppe
kalte Vorspeisen	
säurenüberschüssig:	**Entschärfung durch basische Beilagen/Alternativen:**
Lachstartar mit Toast	Pellkartoffeln, Salat

Schinkenröllchen mit Brot	Gemüsesalat, Kartoffeln
Fischvorspeise mit Brot	Salat, Gemüse
Fleischvorspeise mit Brot	Dampfkartoffeln, Salat
Cocktail von Fisch mit Mayonnaise	Sauerrahm ●, Salat, Gemüse
Rohschinken	Antipasti, Salat
Sülze von Fleisch und Fisch	Gemüse, Salat
Beefsteaktartar mit Toast	Vollkornbrot ●, Gemüse, Salat
warme Speisen	
säurenüberschüssig:	**Entschärfung durch basische Beilagen/Alternativen:**
Fisch mit Nudeln	Kartoffeln, Gemüse, Salat
Fleisch mit Reis	Kartoffeln, Gemüse, Salat
Spaghetti mit Fleischsugo	Gemüsesugo, Gemüse, Salat
Bandnudeln mit Scampi	Kartoffeln, Gemüse, Salat
Meeresfrüchte mit Reis	Gemüse, Kartoffeln, Salat
Toast mit Ketchup	Vollkornbrot ●, Salat
Rindfleischsalat	Gemüse, Salat
gebackene Champignons	gebratenes Gemüse, Salat
gebackene Calamari	gegrilltes Gemüse, Salat, Kartoffeln
gebackenes Gemüse	gedünsteter, gedämpfter Salat, Kartoffeln
Kaviar/Pasteten	Gemüse, Salat, Kartoffeln
Fleischgerichte	
säurenüberschüssig:	**Entschärfung durch basische Beilagen/Alternativen:**
Wiener Schnitzel mit Erbsenreis	Petersilienkartoffeln, Salat
Pariser Schnitzel mit	Kartoffeln, Salat
Pommes	jede Kartoffelbeilage
Rostbraten mit Nudeln	Kartoffelpüree, Salat
Schweinebraten mit Semmelknödel	Kartoffelknödel, Salat

AUSSER HAUS ESSEN

Naturschnitzel	Gemüse, Kartoffeln, Salat
Cordon bleu mit Pommes	Ofenkartoffeln, Salat, Gemüse
Pariser Schnitzel mit Reis	Gemüse, Kartoffeln, Salat
Pute mit Nudeln	Gemüse, Kartoffeln, Salat
Filetsteak mit gebratenen Kartoffeln	Bratkartoffeln ohne Fett, Salat, Gemüse
gegrillte Kalbsmedaillons	Gemüse, Kartoffelbeilage, Salat
Lammkotelett	Kartoffeln, Salat, Gemüse
Brathuhn mit Pommes	Petersilienkartoffeln, Salat, Gemüse
Hamburger in Weißbrot	Gemüse, Salat
Gulasch mit Brötchen	Kartoffeln, Salat
Rinderragout mit Nudeln	Kartoffelpüree, Salat, Gemüse
Rinderbraten mit Knödeln	Kartoffelpüree, Salat, Gemüse
Fischgerichte	
säurenüberschüssig:	**Entschärfung durch basische Beilagen/Alternativen:**
Lachsforelle, Zander, Saibling, Hecht	Kräuterkartoffeln, Salat, Gemüse
Forelle, Karpfen, Barsch, Aal, Waller	Blattspinat/Gemüse, Salat
sämtliche andere Fische	Dampfkartoffeln, Salat, Gemüse
Seezunge Müllerin Art	Wurzelgemüse, Salat, Kartoffeln
Forelle blau	Dampfkartoffeln, Salat, Gemüse
Fischsalat mit Brötchen	Gemüse, Salat, Kartoffeln
Fischragout mit Reis	Kartoffeln, Salat, Gemüse
Muscheln mit Nudeln	Gemüse/Kartoffeln, Salat
gebackener Fisch	gegrillt mit Kartoffeln, Salat, Gemüse
Fisch-Mayonnaise-Salate	Sauerrahm/Joghurt ●, Salat, Gemüse
Hummer, Languste	Gemüseratatouille, Salat, Kartoffeln

Scampi, Muscheln	Kartoffeln/Gemüse, Salat
Krebse, Shrimps	Kartoffeln/Gemüse, Salat
Nachtische	
säurenüberschüssig:	**Entschärfung durch basische Beilagen/Alternativen:**
sämtliche Kuchen und Torten	nur selten, klein, mit Vollwertmehl ●, Obst, Sahne
Biskuitroulade, Gebäck	aus Vollwertmehl ●, Obst, Sahne
Fertigcreme/Pudding	selbstgemacht mit Milch, Obst
Weißmehlgebäck	aus Vollwertmehl ●, Obst, Sahne
Auflauf/Soufflé	nur selten und mit Honig ●, Obst, Sahne
Eisbecher (●)	basisch, aber hoch kalorisch

Speisen richtig zusammenstellen und bestellen

- Den Teller sollte der Fleisch- oder Fischanteil nicht dominieren – wie in Restaurants und Gaststätten üblich. Die Eiweißmahlzeit sollte stets kleiner sein als die Beilage. Ideal wäre ein Verhältnis von 40 % Fleisch oder Fisch und 60 % Gemüse oder Kartoffeln.
- Die viel gepriesene Rohkost kann gären: Salat, frisch gepresster Obstsaft und Obst sind tagsüber empfehlenswert, aber nicht am Abend. Diese Lebensmittel können sich belastend auswirken, weil sie im Magen-Darmtrakt beginnen zu vergären und Fuselalkohole und Gase erzeugen. Das führt oft zu Blähungen und Aufstoßen. Natürlich entscheidet auch hier die Menge: Ein Apfel ist basisch, zehn Äpfel aber bewirken das Gegenteil und führen zu einem Säurenüberschuss.
- Frisch gepresster Orangensaft (im Übermaß sauer) verändert sich schon nach wenigen Minuten im Glas sichtlich. Daher sollten solche Säfte immer in kleinen Mengen

(etwa ⅛ l) evtl. mit etwas Wasser verdünnt und in kleinen Schlucken zum Frühstück getrunken werden. Jedes Zuviel führt zu Übersäuerung. Noch ein Tipp zum Essen: Versuchen Sie entweder vor oder nach dem Essen zu trinken und nicht während des Essens. Das verdünnt die Verdauungssäfte und beeinträchtigt sie in ihrer Wirksamkeit. Konsumieren Sie frische Säfte keinesfalls am Abend.

- Basenfreundlich den Durst löschen: In der Säure-Basen-Ernährung will auch der Aspekt des Trinkens berücksichtigt sein. Auch hier können Sie der Basenbilanz auf die Sprünge helfen. Basenreich sind calcium- und magnesiumreiche Mineralwässer bzw. Heilwässer, Basenbrühen und sämtliche, dünn gebrühte Kräutertees. Das natürliche Wasser wirkt als Durstlöscher nach wie vor am besten. Zur Säurebilanz tragen die oft literweise konsumierten, säurebildenden oder -haltigen Getränke bei: Kaffee, kurz gezogener (koffeinreicher) Schwarz-, Grün-, Pu-Erh-Tee, Mate (Die Gerbsäuren in weniger als 5 Minuten gezogenem Tee werden nicht nennenswert in den Körper aufgenommen.), Energy Drinks, Limonaden und Colagetränke (hoher Zuckergehalt, hoher Gehalt an organischen Säuren, zum Teil schwer flüchtig) sowie Alkohol.
- Käse ist ebenfalls sauer und am Abend schwer verdaulich. Er belastet Sie mit seinem konzentrierten Eiweiß- und Fettgehalt. Die meisten Käsesorten haben im Schnitt etwa 45% Fett und 35% Eiweiß. 100 g Käse enthalten fast doppelt so viel Eiweiß wie Fleisch oder Fisch. Je mehr Eiweiß in einem tierischen Produkt vorhanden ist, desto säurenüberschüssiger ist es. Gereifter Schimmelkäse ist besonders sauer, am wenigsten sauer und fett sind Kochkäse und Frischkäse.
- Wenn sich ein Gesellschaftsessen am Abend nicht vermeiden lässt, lassen Sie bei mehrgängigen Menüs einfach ein, zwei oder drei Gänge ausfallen. Bestellen Sie Ihr Menü

auf Basis der Säure-Basen-Tabelle. Bestellen Sie mehr basische Kartoffeln oder besser nur basisches Gemüse zu einer kleinen Portion Fleisch oder Fisch. Wenn Sie die Möglichkeit haben, wählen Sie vegetarische Mahlzeiten mit Vollwertgetreide oder -nudeln. Dazu sollten Sie am besten gedämpftes Gemüse kombinieren. Verzichten Sie abends auf Salat und auf Käse als Nachtisch, das wird Ihnen besonders gut tun.

- Wenn Sie aus gesellschaftlichen Gründen am Vortag etwas mehr als üblich gegessen oder getrunken haben, so sollten Sie dies am nächsten Tag wieder ausgleichen. Essen Sie dann besonders wenig oder legen Sie einen Kräutertee-Fastentag zur Entsäuerung ein.
- Achten Sie auf die Esskultur und bedenken Sie, dass Ihre Verdauungsorgane am Abend müde sind und weniger leisten und vertragen als morgens.

Praktische Küchentipps

In welcher Form sind Hühnereier am verträglichsten?

Ein weich gekochtes Ei zum Frühstück ist leicht verdaulich, ein hartes und gebratenes Ei schwer verdaulich. Das Eigelb ist basisch, das Eiklar ist sauer.

Wie bereite ich säurereduzierte Marmelade zu?

Vorbei sind die Zeiten, in denen Sie 1 kg Frucht auf 1 kg Zucker zur Zubereitung von Marmelade verwendet haben. Der Zucker ist sauer, die Früchte sind basisch. Auch mit 25 % Zucker oder Honig schmeckt die Marmelade. Wenn Sie auf beides verzichten möchten, nehmen Sie zur Hälfte gut ausgereifte heimische Äpfel und dünsten diese mit einer ebenso sonnengereiften anderen Frucht. Pürieren Sie die Früchte und füllen Sie sie ab.

Wie bereite ich man Fleisch oder Fisch ohne Fett zu?

Sie können auf das Anbraten von Fleisch oder Fisch mit Fett verzichten, indem Sie es in der beschichteten Pfanne, im Backofen, im Römertopf oder in der Klarsichtfolie zubereiten. Servieren Sie dazu Gemüse-Basensoßen (Seite 74). Um Missverständnissen vorzubeugen: Es geht nicht darum, das Fett ganz aus der Küche zu verbannen, sondern Zubereitungsfette auf ein vernünftiges Maß zu reduzieren. Fett ist wichtig, einige hochwertige Pflanzenöle sind sogar lebensnotwendig. Außerdem wird Fett als Geschmacksträger und zur Aufnahme bestimmter fettlöslicher Vitamine benötigt.

Wie spare ich Öl?

Gießen Sie das Öl nicht direkt aus der Flasche in die Pfanne. Nehmen Sie ein kleines Gefäß mit Öl und bestreichen Sie die Bratfläche mit einem Pinsel. So haben Sie bessere Kontrolle. 1 TL Öl entspricht 3 g Fett.

Was bedeutet bei Käse die Angabe 45 % Fett i.Tr.?

Die Prozentangabe »Fett i.Tr.« geteilt durch zwei ergibt in etwa den Fettanteil in Gramm auf 100 g Käse. Je mehr Schimmelbildung mit Edelreife, desto saurer. Am günstigsten ist Frischkäse.

Wie lagere ich Fleisch am besten?

Fleisch sollte nicht in Plastikverpackungen aufbewahrt werden. Packen Sie es nach dem Einkauf gleich aus. Zur Aufbewahrung eignen sich Porzellan- oder Metallschüsseln, die mit einem Teller abgedeckt werden. Die Lagerdauer im Kühlschrank (2–3 °C) beträgt für rohes Fleisch 4–5 und für zubereitetes Fleisch 2–6 Tage. Rohes Hackfleisch sollten Sie unbedingt am selben Tag verbrauchen. Frieren Sie das Fleisch erst nach dem Abliegen bzw. Reifen ein, sonst verliert es Saft und wird zäh.

Was sollte ich bei Geflügel beachten?

Die Gefahr einer Salmonelleninfektion ist bei Geflügel besonders groß. Kochen und Braten tötet sie zwar ab, doch die Minusgrade in der Gefriertruhe überstehen Salmonellen sehr gut. Kritisch ist also der Umgang mit ungegartem Fleisch. Für die Küche gilt: Vermeiden Sie den Kontakt von Fleisch und anderen Lebensmitteln. Spülen Sie Schüsseln oder Bretter, Bürsten und Lappen nach Gebrauch gründlich mit viel heißem Wasser – und Ihre Hände natürlich auch. Garen Sie das Geflügel gut durch.

Wie bleiben Mineralstoffe und Vitamine im Gemüse erhalten?

Mineralstoffen waschen sich leicht aus, da die meisten sehr gut wasserlöslich sind (Kalium und Magnesium). Die Garmethoden zerstören die Mineralstoffe kaum. Vitamine sind bei der Nahrungszubereitung insgesamt empfindlicher, da hier nicht nur Wasser, sondern auch Licht, Sauerstoff und Wärmezufuhr negativ wirken. Fettlösliche Vitamine sind hitzebeständiger (10–20% Verlust) als wasserlösliche (Vitamin C, Folsäure, Thyamin). Bis zu 80% Vitamin C können unter Hitzeeinwirkung verloren gehen.

Wie bereite ich Gemüse am schonendsten zu?

Das Dünsten von Gemüse mit etwas Butter garantiert die meisten Inhaltsstoffe. So zubereitet schmeckt es auch am besten. Der Unterschied zum Dämpfen (im Kocheinsatz) besteht darin, dass das Gemüse mit etwas Flüssigkeit weich gedünstet wird. Die Flüssigkeit sollte verdampft sein, dann ist das Gemüse fertig. Es gibt bereits gute Dampfgeräte, die ohne Druck funktionieren.

Wie bereite ich Spinat schonend zu?

Blattspinat verliert wertvolle Inhaltsstoffe, wenn er pochiert oder in Wasser gelegt wird. Dünsten Sie den sauber geputzten und gut abgetropften Spinat in einer Pfanne mit wenig Butter und evtl. klein geschnittenen Schalotten und Knoblauch an, bis er zusammenfällt. Würzen Sie mit Salz, Pfeffer und Muskat nach. Wollen Sie den Spinat cremig, dann geben Sie statt fettreicher Sahne 2 EL Basensoße (Seite 74) dazu.

Wie zaubere ich leichte Cocktailsoßen für gegrilltes Gemüse?

Nehmen Sie statt fetter Mayonnaise einfach dicken Sauerrahm (Schmant) und mischen ihn evtl. mit 25% Joghurt. Sie sparen damit sehr viel Fett und benötigen auch keine Eier. Mit frischem Meerrettich, etwas Cognac, Honig und Tomatenmark haben Sie im Nu eine Cocktailsoße. Kreieren Sie mit Currypulver und Honig daraus eine Currysoße, mit gehackten Essiggurken, Zwiebeln, Küchenkräutern und gekochtem Ei eine Remouladensoße.

Was ist besser – Gemüsesugo oder Fleischsugo?

Verwenden Sie fein geschnittenes Wurzelgemüse statt Fleisch und bereiten den Sugo genauso zu wie eine Fleischsoße, und Sie haben einiges besser gemacht. Den Gemüsesugo kann man für Spaghetti genauso verwenden wie für eine vegetarische Lasagne. Er eignet sich ideal für mit Käse gratinierte Nudelaufläufe.

Was ist besser – klare Gemüsebrühe oder Fleischsuppe?

Eine klare Gemüsebrühe kann abgeseiht wie ein Tee getrunken werden (Seite 71). So ist sie eine ausgezeichnete Alternative zur Rindsuppe.

Wie lösche ich im Sommer am besten meinen Durst?

Ausreichendes Trinken ist besonders wichtig, es verdünnt das Blut. Wasser ist nach wie vor das beste Getränk. Auch lauwarme oder abgekühlte Kräutertees eignen sich besser als Früchtetees. Zaubern Sie mit Zitronenmelisse oder frischer Minze, Zitronensaft, Orangensaft und Honig etwas mehr Geschmack hinein. Sehr gut schmeckt auch ein kalter Apfelschalentee.

Eignen sich Antipasti als leichte Mahlzeit für die heiße Jahreszeit?

Eine besonders leichte Mahlzeit sind marinierte, gegrillte Auberginen, Tomaten, Paprika und Zucchini mit Olivenöl und etwas geriebenem Schafskäse. Sie eignen sich als Mittagessen, als Snack am Nachmittag, als Vorspeise oder leichtes Abendessen. Servieren Sie dazu gutes, kalt gepresstes Olivenöl oder hochwertiges Lein-, Raps-, Walnuss oder Hanföl.

Wie bereite ich sommerliche Desserts zu?

Am besten schmeckt in der heißen Jahreszeit eine leichte Creme auf Vanillebasis mit etwas süßem Rahm, Sauerrahm oder Joghurt. Zur Erfrischung gibt man pürierte, gekühlte Früchte der Saison.

Wie zaubere ich leichte Dressings für Salate?

Gerade im Sommer ist Salat ein beliebtes Gericht. Kombinieren Sie verschiedene Blattsalate mit einem leichten Joghurt- oder Sauerrahmdressing. Verrühren Sie dazu Sauerrahm und Joghurt zu gleichen Teilen und schmecken Sie es mit Zitronensaft, Balsamico-Essig und gutem Olivenöl zu einem leckeren Dressing ab. Würzen Sie mit Salz und Pfeffer nach und geben Sie es über die Salatmischung. Am Abend sollten Sie Salat allerdings meiden.

GUT ZU WISSEN

Als Faustregeln können Sie sich merken:

- Basisch sind alle Gemüse, Salate, Pilze, Obst, Kartoffeln, Soja und Sojaprodukte. Ausnahmen: Artischocken, Spargel und Rosenkohl, teilweise Dosengemüse.
- Basisch sind Kuhmilch (Schafs- und Ziegenmilch) und Sahne. Ausnahmen: Milchprodukte wie Joghurt, Sauerrahm, Quark und Käse.
- Sauer bis auf einige Ausnahmen sind eiweißreiche Lebensmittel wie Fleisch, Fisch, Käse, Getreide, Nüsse und Alkohol.
- Sauer ist hastig Hinuntergeschlungenes. Daraus bilden sich Gärungssäuren, selbst wenn die Lebensmittel rechnerisch basisch wirken müssten.
- Neutral sind gute, hochwertige Pflanzenöle, Hirse und Mandeln, Amaranth oder Quinoa.

Basische Grundrezepte

Wie Sie lecker und basisch im Restaurant essen, wissen Sie nun. Auf geht's in die eigene Küche. Probieren Sie diese schmackhaften basischen Grundrezepte gleich aus.

Marmelade ohne Zucker

20 Portionen à 20 g

Zutaten

200 g Mango ●
200 g Äpfel ●

Zubereitung

- Früchte schälen, in Würfel schneiden und mit 1 EL Wasser bei wenig Hitze etwa 5–6 Minuten dünsten, zugedeckt nachziehen lassen und im Cutter pürieren. Sie können das erkaltete Püree für kurze Zeit in ein Glas mit Schraubverschluss füllen und im Kühlschrank aufbewahren.

Pro Portion: kcal 11,20 • KH 2,42 • EW 0,09 • F 0,09 • BE 0,20

Basischer Gemüseaufstrich mit Sesam

4 Portionen à 70 g

Zutaten

200 g Karotten ●
50 g Sellerie ●
30 g geschälter Sesam ●
1 EL Sesamöl ●

Zubereitung

- Sesam in einer alten Kaffeemühle fein mahlen. Das geschälte, in Würfel geschnittene Gemüse im Kocheinsatz 5–10 Minuten weich dämpfen. Alles zusammen im Cutter mit dem Sesamöl fein pürieren und leicht salzen. Der Aufstrich, der am Anfang etwas weich sein kann, zieht im Kühlschrank nach und wird fester.

Pro Portion: kcal 71,00 • KH 3,38 • EW 1,87 • F 5,57 • BE 0,50

Basischer Tofu-Oliven-Aufstrich

4 Portionen à 70 g

Zutaten

150 g frischer Bio-Tofu ●
100 g entkernte Oliven ●
1 EL Basilikum-Pesto ●
100 ml Crème légère oder Sahne (10 % Fett) ●

Zubereitung

- Zerdrücken Sie den Tofu in einer Schüssel mit der Gabel oder pürieren Sie alles zusammen mit einem Cutter. Mit Meersalz würzen und eine Portion anrichten. Die restliche Menge in eine Schüssel geben, mit Klarsichtfolie zudecken und in den Kühlschrank stellen. Vor weiterem Gebrauch evtl. mit etwas Wasser gut durchrühren und mit einer halben, zerdrückten Avocado vermischen.

Pro Portion: kcal 71,00 • KH 3,38 • EW 1,87 • F 5,57 • BE 0,5

Gemüsebrühe

2 Liter – 4 Portionen à 1/2 Liter

Zutaten

- 2 l Wasser ●
- 600 g frisches, sehr klein geschnitten Bio-Wurzelgemüse (Fenchel, Stangensellerie mit Grün, Sellerieknolle, Petersilienwurzel, Karotten, gelbe Rüben) ●
- 1 TL pflanzliche Streuwürze ●
- 2 Lorbeerblätter ●
- 8 Pfefferkörner ●
- Stiele von Frischkräutern ●

Zubereitung

- Das geputzte, gebürstete Wurzelgemüse mit Schale klein schneiden und mit dem Selleriegrün im kaltem Wasser aufsetzen. Gewürze und Streuwürze dazugeben und etwa 30 Minuten köcheln lassen. Die benötigte Menge durch ein Haarsieb seihen und als Gemüsebrühe trinken. Das restliche Gemüse mit der Brühe auskühlen lassen und im Kühlschrank aufbewahren. Immer nur so viel herausnehmen, wie gerade benötigt wird. Zum Kochen als Aufguss können Sie das Gemüse ein zweites und drittes Mal verwenden. Es hält sich einige Tage im Kühlschrank.

Pro Portion: kcal 6,01 • KH 1,04 • EW 0,27 • F 0,06 • BE 0,00

Tipp

Diese Gemüsebrühe kann auch mit 1 TL Meersalz, 1 TL kaltgepresstem Olivenöl und 1 TL Sojasoße gewürzt und als Gemüsebouillon verwendet werden (statt Fleischsuppe).

REZEPTE

Kartoffel-Basensuppe (Grundrezept)

4 Portionen à 1/4 Liter

Zutaten

250 g	geschälte, mehlige Bio-Kartoffeln ●
1 l	Gemüsebrühe oder Wasser mit 1 TL pflanzlicher Streuwürze ●
je 1/2 TL	getrockneter Majoran, Thymian und gemahlener Kümmel ●
1	Lorbeerblatt ●
1 EL	süßer Rahm ●
1 TL	frische, fein geschnittene Gartenkräuter ●
	etwas frisch geriebene Muskatnuss

Zubereitung

- Geschälte Kartoffeln klein würfeln, mit Gemüsebrühe (oder Wasser) in einen Kochtopf geben, salzen, mit Majoran, Thymian, Kümmel und Lorbeerblatt würzen. Etwa 10 Minuten garen lassen, bis die Kartoffeln weich sind. Lorbeerblatt wieder herausnehmen. Sahne mit etwas Suppe glatt rühren. Alles im Mixglas pürieren und mit Salz und Muskatnuss nachwürzen. Frische Gartenkräuter untermischen oder gleich mitmixen.

Pro Portion: kcal 53,00 • KH 9,60 • EW 1,50 • F 0,82 • BE 1,00

Gemüse-Basensuppe (Grundrezept)

4 Portionen à 1/4 Liter

Zutaten

250–300 g	geschältes Bio-Wurzelgemüse (davon etwa 20 % geschälte Kartoffeln) ●
etwa 1 l	Bio-Gemüsebrühe (oder Wasser mit 1 TL pflanzlicher Streuwürze) ●
evtl. 30 g	Selleriestangen mit Grün oder klein geschnittene Zwiebeln ●
1 EL	Olivenöl ●
2 EL	süßer Rahm (10 % F) ●
	etwas frisch geriebene Muskatnuss
1 EL	frische, fein geschnittene Küchenkräuter ●
1 TL	frische, fein geschnittene Gartenkräuter ●

Zubereitung

- Gemüse klein würfeln. Olivenöl in den Kochtopf geben, Sellerie mit Grün oder Zwiebeln darin anschwitzen, Gemüsebrühe (oder Wasser) zugeben, salzen, mit Muskat würzen. Etwa 10 Minuten garen, bis das Gemüse weich ist. Sahne mit etwas Suppe glatt rühren. Alles im Mixglas mit den Küchenkräutern pürieren und mit Salz und Muskatnuss nachwürzen. Anrichten und mit frischen Gartenkräutern garnieren.

Pro Portion: kcal 57,00 • KH 5,04 • EW 1,40 • F 3,72 • BE 0,50

Tipp

Sämtliche Basensuppen lassen sich auch im Wok oder in einer Wokpfanne zubereiten. Als Einlage eignen sich separat gedämpfte, kleine Gemüsewürfel.

REZEPTE

Gemüse-Basensoße (Grundsoße)

8 Portionen

Zutaten

200 g	geschälte, mehlige Bio-Kartoffeln ●
50 g	Bio-Selleriestangen mit Grün oder Jungzwiebeln ●
10 g	Butter oder Olivenöl ●
1 Bund	Bio-Frischkräuter ●
2 EL	Sahne ●
etwa 1 l	Gemüsebrühe (oder Wasser mit 1 TL pflanzlicher Streuwürze) ●
	etwas frisch geriebene Muskatnuss

Zubereitung

- Kartoffeln vierteln oder achteln, Selleriestangen mit Grün oder Zwiebel klein schneiden. Sellerie mit Grün in einer Kasserolle mit Butter anschwitzen, Kartoffeln zugeben, mit Gemüsebrühe oder Wasser auffüllen, salzen und in etwa 10 Minuten weich kochen lassen.
- Im Mixglas oder mit dem Pürierstab pürieren, die Kräuter und die Sahne mitmixen, mit Salz und Muskatnuss abschmecken. Restliche Basensoße abkühlen lassen und im Kühlschrank aufbewahren. Vor der weiteren Verwendung die Basensoße verdünnen und abschmecken.

Pro Portion: kcal 36,00 • KH 3,93 • EW 0,66 • F 1,83 • BE 0,50

Tipp

Verwenden Sie die Basensoße für Fischgerichte, geben Sie etwas Weißwein und frisches Basilikum oder Dill dazu. Zu Fleischgerichten kommen der abgelaufene Fleischsaft und das passende Küchenkraut. Für eine Rosmarinsoße kann man auch ganze Zweige nehmen und die Soße nach dem Mixen durch ein Sieb seihen!

Basische Pellkartoffeln mit Sauerrahm

1 Portion

Zutaten

2 mittelgroße mehlige Bio-Kartoffeln (etwa 250 g) ●
120 g Sauerrahm ●
1 TL frische, fein geschnittene Küchenkräuter ●

Zubereitung

- Die Kartoffeln sauber bürsten, in Alufolie wickeln und im vorgeheizten Backofen bei 200 °C etwa 1 Stunde auf einem Gitter backen. Danach die Folie mit einem spitzen Messer auf der oberen Seite einschneiden und leicht aufbrechen. Sauerrahm mit Salz und Kräutern verrühren und in die Kartoffeln füllen.

Pro Portion: kcal 318,00 • KH 40,99 • EW 8,82 • F 12,27 • BE 3,50

Gemüse-Antipasti als Vorspeise

4 Portionen à 200 g

Zutaten

300 g	Bio-Auberginen mit Haut ●
200 g	Bio-Zucchini ●
1 EL	Olivenöl ●
1 TL	Thymianblättchen ●
300 g	Bio-Tomaten ●
1 EL	Gemüsebrühe ●
1 EL	fein geschnittenes Basilikum ●
30 g	geriebener Schafskäse ●
1 TL	kaltgepresstes Olivenöl ●

Zubereitung

- Auberginen und Zucchini putzen und in dünne Scheiben (etwa ½ cm) schneiden. Zucchini der Länge nach mit der Aufschnittmaschine schneiden. Mit Meersalz und frischem Thymian würzen und mit 1 EL Olivenöl in einer beschichteten Pfanne oder auf dem Grill anbraten. Die Tomaten enthäuten und in kleine Würfel schneiden. Mit Gemüsebrühe und fein geschnittenem Basilikum und Meersalz kurz einkochen und über die dachziegelartig gelegten Gemüsescheiben geben. Mit kaltgepresstem Olivenöl beträufeln und mit dem Schafskäse bestreuen.

Pro Portion: kcal 70,00 • KH 4,85 • EW 3,72 • F 3,89 • BE 0,50

Tipp

Die Italiener lieben gedämpftes oder gebratenes Gemüse als Vorspeise oder Hauptspeise. Nur wird etwas zu viel Öl dazu verwendet. Auberginen und Zucchini benötigen nur so viel Fett, wie Sie in die Pfanne geben. Diese Antipasti sind eine tolle Alternative zu gärungsfreudigen Rohkostsalaten.

Gemüseratatouille mit Champignons

4 Portionen à 250 g

Zutaten

500 g gemischtes Bio-Gemüse (Karotten, Zucchini, Pastinaken, Fenchel, Sellerieknolle, Stangensellerie mit Grün, Auberginen usw.) ●
1 TL Olivenöl ●
250 g Champignons ●
200 g Tomaten ●
1 Bund Basilikum ●
1/8 l Basensoße (siehe Seite 74) ●
etwas frisch geriebene Muskatnuss

Zubereitung

- Das geputzte Gemüse in dünne Scheiben schneiden, Auberginen würfeln. Das Gemüse in einer Wokpfanne mit Olivenöl anbraten und etwa 5–8 Minuten bissfest dämpfen. Zucchini und Tomaten in den letzten Minuten dazugeben, da sie schneller weich sind. Champignons halbieren oder vierteln. Tomaten halbieren oder vierteln. Kerngehäuse entfernen. Beides dazugeben. Mit fein geschnittenen Basilikumstreifen und Meersalz würzen. Zuletzt die Basensoße untermischen und mit Meersalz und Muskatnuss abschmecken.

Pro Portion: kcal 128,00 • KH 18,27 • EW 7,23 • F 2,53 • BE 1,00

Braten in Folie mit Thymian-Gemüsesoße

4 Portionen à 250 g

Dieses Grundrezept können Sie für sämtliche Fleischarten verwenden.

Zutaten

400 g	Bio-Bratenfleisch (Kalb, Pute, Lamm) ●
600 g	Bio-Wurzelgemüse (junge Karotten, gelbe Rüben, Zwiebeln, Pastinaken, Kohlrabistifte) ●
	einige Thymianzweige ●
1/8 l	Gemüsebrühe (siehe Seite 71) ●

Zubereitung

- Fleisch mit Meersalz, weißem Pfeffer und Rosmarin würzen. Grob geschnittenes Wurzelgemüse in eine Form geben und das Fleisch darauf legen, Thymianzweige darauf geben. Das Fleisch im vorgeheizten Backofen bei 220 °C etwa 30 Minuten braten. In der Zwischenzeit Fleisch und Gemüse immer wieder wenden und mit Gemüsebrühe begießen. Fleisch aus der Form nehmen und portionieren. Das Gemüse mit Brühe anrichten und das Fleisch daraufsetzen. Sie können auch ein paar Kartoffeln auf diese Weise mitbraten.

Pro Portion: kcal 159,00 • KH 9,60 • EW 26,06 • F 1,39 • BE 1,00

Tipp

Bereiten Sie den Braten doch einmal in Folie zu. So verzichten Sie völlig auf Fett. Das Aroma entfaltet sich durch den eingeengten Raum besonders gut. Kartoffeln eignen sich als Beilage, nicht aber Nudeln, Reis, Knödel oder Brot.

Hühnerfleisch mit Mangold und Fenchel im Wok

2 Portionen à 200 g

Zutaten

150 g Bio-Hühnerbrust oder Putenbrust ●
1 EL Sesamöl oder Rapsöl ●
100 g Bio-Staudensellerie mit Grün ●
50 g Bio-Mangold ●
100 g Bio-Fenchel ●
1 Stück frischer Ingwer ●
50 g gelbe Rüben und Karotten ●
1 TL Maisstärke ●
1 TL Sojasoße ●
$^1/_8$ l Gemüsebrühe ●
evtl. $^1/_8$ l Basensoße ●
etwas frisch geriebene Muskatnuss
etwas Thymian ●

Zubereitung

- Ingwer schälen und sehr fein schneiden. Mangold putzen und grob schneiden, gelbe Rüben und Karotten schälen und in feine Scheibchen schneiden. Hühnerbrust in feine Scheibchen schneiden.

- Selleriegrün mit Sesamöl im Wok kurz anbraten. Fleisch in einer Schüssel mit Maisstärke, Sojasoße und 2–3 EL Gemüsebrühe vermischen und mit dem Wurzelgemüse zusammen im Wok anbraten, dabei nach und nach Gemüsebrühe angießen. Mangold dazugeben, salzen, pfeffern und bissfest garen. Zuletzt mit Ingwer, frischen Thymianblättchen, Meersalz und Pfeffer würzen und die Basensoße untermischen. Heben Sie für später noch etwas Gemüsebrühe zum Verdünnen auf.

Pro Portion: kcal 96,00 • KH 5,23 • EW 13,69 • F 2,01 •
BE 0,50

GUT ZU WISSEN

Abwandlungsmöglichkeiten

- Die Gemüsemischung kann beliebig geändert werden. Paprika oder Chilischoten passen gut. Auch Tiefkühlgemüse können Sie verwenden.
- Sie können auch zartes Bio-Fleisch vom Lamm, Rind oder Kalb verwenden.
- Statt Fenchel oder zusätzlich eignen sich 50 g frische Steinpilze oder Champignons.
- Ebenso gut passen 50 g gekochte Glas- oder Reisnudeln, Reis, Couscous oder Hirse dazu.

Dorade oder Goldbrasse auf Fenchelgemüse

4 Portionen à 130 g

Dieses Grundrezept können Sie für sämtliche Fischarten verwenden.

Zutaten

2	Goldbrassen (Dorade royale) à 400 g ●
2	Zweige Zitronenthymian ●
1	Zweig Rosmarin ●
2	Bio-Fenchelknollen ●
je 100 g	Bio-Karotten ● und gelbe Bio-Rüben ●
1/4 TL	gehackter Ingwer ●
1/8 l	Basensoße (siehe Seite 74) ●

Zubereitung

- Die ausgenommene und geschuppte Brasse auf beiden Seiten, innen und außen salzen und pfeffern. Einen Thymian- und Rosmarinzweig in die Bauchhöhle geben und die Oberseite des Fisches mit einem Thymianzweig belegen.

- Gemüse putzen, in Streifen schneiden und auf dem Dämpfrost verteilen. Mit Meersalz, Pfeffer und Ingwer würzen, etwas Gemüsebrühe angießen und den gewürzten Fisch darauflegen. Bei 200 Grad in den vorgeheizten Backofen schieben. Die Garzeit beträgt etwa 15–20 Minuten. Fisch filetieren und evtl. mit etwas zerlassener Butter bepinseln. Das Gemüse mit Basensauce mischen, anrichten und die Filets daraufsetzen. Dazu passen Petersilienkartoffeln, Blatt- oder Mangoldspinat.

Pro Portion: kcal 122,00 • KH 4,62 • EW 24,34 • F 1,32 • BE 0,50

Forelle oder Saibling im Fischsud

2 Portionen à 120 g

Zutaten

- 2 kleine geputzte Bio-Forellen, Lachsforellen oder Saiblinge (à 200 g) ●
- 1 mittelgroße Möhre ●
- 1 Fenchelknolle ●
- 15 weiße Pfefferkörner
- 1 Petersilienwurzel ●
- 2–3 l Wasser ●
- 1 Zweige Petersilie ●
- 2 Zweige Zitronenthymian ●
- 1 Lorbeerblatt ●
- 2 Wacholderbeeren ●

Zubereitung

- Das geputzte und klein geschnittene Gemüse in einen großen Fischtopf geben. Wasser zugießen, Meersalz, Petersilie, Thymian, Lorbeerblatt, Pfefferkörner und Wacholderbeeren hinzufügen und 30 Minuten kochen lassen.
- Den ausgenommenen Fisch hineinlegen und etwa 10–15 Minuten mehr ziehen als kochen lassen. Mit einem Sieb herausnehmen und anrichten.

Pro Portion: kcal 167,00 • KH 3,82 • EW 27,39 • F 4,45 • BE 0,0

Tipp

Bereiten Sie den Fisch und das Gemüse doch mal im Dampfgerät zu. Geben Sie dem Fond durch Zugabe von etwas Weißwein und Weinessig eine besondere Geschmacksnote. Als Beilage servieren Sie gedämpftes Gemüse oder Dampfkartoffeln.

Fett einsparen

Fettreduziertes Essen muss zuerst einmal trainiert und dann langfristig durchgehalten werden. Dann haben Sie auch eine reale Chance, Ihr Gewicht zu halten. Gleichzeitig wird auch der Geschmack trainiert. Bevorzugen Sie bei Milch, Quark, Joghurt, Käse oder Wurst, bei Fleisch und Fisch die fettarmen Varianten. Vor allem aber achten Sie auf geringe Mengen.

Fettarme Bio-Fleischstücke sind Rinderhüfte, Rostbeef und Rinderfilet, Lammrücken oder Lammschulter, Kalbsrücken, Kalbsfilet, Geflügelfleisch wie Hähnchen oder Pute. Der Hauptfettanteil bei Hähnchen, Gans oder Pute sitzt unter der Haut. Wenn Sie auf die Haut nicht verzichten möchten, durchlöchern Sie diese mit einem Metallspieß, das Fett brät dann aus.

GUT ZU WISSEN

Weg mit den Säuren!

- Nehmen Sie weniger Säure mit der Nahrung zu sich (säurespendende Lebensmittel reduzieren).
- Reduzieren Sie säurebildende Nahrungsmittel und Ernährungsgewohnheiten. So werden weniger Säuren durch Gärung im Darm gebildet.
- Steigern Sie Ihre Durchblutung, um säurebildenden Stoffwechsel zu verhindern.
- Sorgen Sie für Gleichgewicht in Ihrem Leben.
- Bewegen Sie sich mehr, achten Sie auf eine tiefere Atmung.

Basische Kost – Vorschläge für einen Tag

- Frühstücken Sie reichhaltig und vollwertig.
- Essen Sie mittags täglich frischen Salat mit guten hochwertigen Pflanzenölen.
- Essen Sie am Abend Gemüsesuppen und Gemüsegerichte.
- Essen Sie täglich zwei Stück reifes Obst, aber nicht nach 15 Uhr.
- Essen Sie täglich Gemüse-Basensuppen und ausreichend Gemüse.
- Essen Sie nur selten Fleisch und Fisch und davon nur kleine Portionen.
- Achten Sie darauf, zwischen den Mahlzeiten eine Esspause von mindestens fünf Stunden einzulegen, damit die Fettverbrennung starten kann. Dazwischen trinken Sie nur Wasser.
- Am meisten Fett verbrennen Sie im Schlaf.
- Trinken Sie tagsüber genügend Wasser oder Kräutertee.
- Bewegen Sie sich ausreichend.

Menüs in Säure-Basen-Balance

Wie Sie Menüs bestehend aus Vorspeise, Hauptspeise und Dessert gekonnt zusammenstellen und damit Ihren Säure-Basen-Haushalt im Gleichgewicht halten, erfahren Sie hier. Alle Rezepte dazu finden Sie in den Mayr-Kochbüchern (siehe Literatur).

Suppe	Hauptgericht	Dessert
Kürbis-Basen-suppe 🟢	hausgemachte Kartoffelgnocchi 🟢 mit Spinat 🟢 und Gemüse 🟢 mit Kräutern 🟢	Apfelcreme 🟢
	Kartoffelroulade 🟢 mit Gemüse 🟢 und grünem Salat 🟢	
	Rucola-Risotto 🟢 🔴 mit Parmesan 🔴 und Salat 🟢	
Petersilienwurzel-suppe 🟢	gebratenes Lammkarree 🔴 mit Gemüse 🟢 und Salat 🟢	Quark-strudel 🟢 🔴
	hausgemachte Dinkelnudeln 🔴 mit Auberginenragout 🟢 und Salat 🟢	
	Fleischlaibchen 🔴 mit Kartoffelpüree 🟢 und Salat 🟢	
rote Rüben-suppe 🟢	Gemüsequiche mit Spinat 🟢 und Salbeisoße 🟢 und Salat 🟢	Bananen-terrine 🟢
	Hirseschnitzel 🔴 mit Gemüsegarnitur 🟢 und Salat 🟢	
	Kartoffelpizza 🟢 mit Spinatgemüse 🟢, Sauerrahm 🔴 und Salat 🟢	
	gemischter Gemüseteller 🟢 mit Salbeisoße 🟢 und Salat 🟢	
Liebstöckel-Basen-suppe 🟢	Kalbsbraten in Folie 🔴 mit Gemüsegarnitur 🟢 und Salat 🟢	Malzkaffee-creme 🔴 🟢

Suppe	Hauptgericht	Dessert
	Kalbsrückensteak 🔴 mit Kartoffeln 🟢, Gemüse 🟢 und Salat 🟢	
	gefülltes Zucchinigemüse 🟢 mit Ofenkartoffeln 🟢 und Salat 🟢	
Estragon-Gemüsesuppe 🟢	Bachsaiblingfilet 🔴 mit Oreganosoße 🟢, Wurzelgemüse 🟢 und Salat 🟢	Mohn-Quarkschnitte 🔴
	gegrilltes Lachsforellenfilet 🔴 mit Blattspinat 🟢, Ofenkartoffel 🟢 und Salat 🟢	
	frisch geriebenes Gemüseschnitzel 🟢 mit Spinat 🟢, Schafskäse 🔴 und Salat 🟢	
Kerbel-Basensuppe 🟢	Kartoffelauflauf 🟢 mit Frischkräutern 🟢, Champignons 🟢, Sauerrahm 🔴 und Salat 🟢	Orangencreme 🔴 🟢
	Kartoffelschnitzel 🟢 mit Gemüse 🟢, Champignons 🟢 und Salat 🟢	
	Polenta 🔴 mit Sauerrahm 🔴, Wurzelgemüse 🟢 und Salat 🟢	
	gemischter Gemüseteller 🟢 mit Basensoße 🟢, Schafskäse 🔴 und Salat 🟢	
Thymian-Basensuppe 🟢	geschnetzeltes Putenfleisch 🔴 mit Gemüsepüree 🟢 und Salat 🟢	Hirseroulade 🔴 🟢
	Naturschnitzel von der Pute 🔴 mit Kartoffelpüree 🟢, Gemüse 🟢 und Salat 🟢	
	Hirseauflauf 🔴 mit Kräutersoße 🟢, Gemüsegarnitur 🟢, Salat 🟢	
Spinat-Basensuppe 🟢	Gemüselasagne 🟢 mit Zucchini 🟢, Auberginen 🟢 und Salat 🟢	Dinkel-Apfelkuchen 🔴 🟢

Suppe	Hauptgericht	Dessert
	Dinkel-Gemüseravioli 🔴 🟢 mit Radicchio 🟢, Schafskäse 🔴 und Salat 🟢	
	Safran-Risotto 🔴 mit Gemüse 🟢 und Salat 🟢	
Kürbis-Basensuppe 🟢	Putenfleischröllchen 🔴 mit Minzensoße 🟢, Gemüsegarnitur 🟢 und Salat 🟢	Quarkauflauf mit Früchten 🔴 🟢
	gebratene Putenmedaillons 🔴 mit Gemüse 🟢, Dampfkartoffel 🟢 und Salat 🟢	
	Couscous 🔴 mit Minzensoße 🟢, Gemüse 🟢 und Salat 🟢	
Minzen-Basensuppe 🟢	Kartoffelroulade 🟢 mit Oreganosoße 🟢, Gemüsegarnitur 🟢 und Salat 🟢	Tiramisu-Creme 🔴 🟢
	Dinkelgnocchi 🔴 🟢 mit Radicchio 🟢, Spinat 🟢, Parmesan 🔴 und Salat 🟢	
	Kürbisterrine 🟢 mit Gemüsegarnitur 🟢, Basensoße 🟢 und Salat 🟢	
Fenchel-Basensuppe 🟢	gefülltes Hühnerbrüstchen 🔴 mit Rosmarinsoße 🟢, Gemüse 🟢 und Salat 🟢	Linzer Schnitte mit Sahne 🔴 🟢
	Hühnerfleisch am Spieß 🔴 mit Würfelkartoffel 🟢, Gemüse 🟢 und Salat 🟢	
	gefüllte Champignons 🟢 mit Anna-Kartoffeln 🟢, Blattspinat 🟢 und Salat 🟢	
Thymian-Basensuppe 🟢	Zanderfilet mit Lachsstreifen 🔴, Mangold 🟢 und Salat 🟢	Kastaniencreme 🟢
	gegrillter Zander und Lachsfilet 🔴 mit Basilikumsoße 🟢, Spinat/Kartoffel 🟢 und Salat 🟢	

Suppe	Hauptgericht	Dessert
	Brokkoli-Kartoffelauflauf 🟢 mit Oreganosoße 🟢 und Salat 🟢	
Gelbe Rübensuppe 🟢	Hirseauflauf mit Gemüseragout 🟢, Sauerrahm 🔴 und Salat 🟢	Mohr im Hemd 🔴 🟢
	Hirseschnitzel 🔴 mit Gemüse 🟢, Schafskäse 🔴 und Salat 🟢	
	Kartoffelpizza 🟢 mit Auberginenragout 🟢, Schafskäse 🔴 und Salat 🟢	
Selleriesuppe 🟢	Currygeschnetzeltes 🔴 mit Karottenpüree 🟢, Brokkoli 🟢 und Salat 🟢	Zitronencreme 🔴 🟢
	Curryschnitzel 🔴 mit Gemüsepüree 🟢, gebratenen Bananen 🟢 und Salat 🟢	
	Polentakrapfen 🔴 mit Gemüseragout 🟢, Sauerrahm 🔴 und Salat 🟢	
Frischkräutersuppe 🟢	Quarknockerln 🔴 auf Blattspinat 🟢 mit Schafskäse 🔴, Mangold 🟢 und Salat 🟢	Karottenschnitte 🔴 🟢
	Polentaknödel 🔴 auf Mangold 🟢 mit Karotten 🟢, Parmesan 🔴 und Salat 🟢	
	gegrillte Auberginen 🟢 und Zucchini 🟢 mit Tomaten 🟢, Schafskäse 🔴 und Salat 🟢	
	Kartoffelgulasch 🟢 mit Putenwurst 🔴, Sauerrahm 🔴 und Salat 🟢	
Kürbis-Olivensuppe 🟢	Kalbsrückensteak 🔴 mit Rosmarinsoße 🟢, Gemüsegarnitur 🟢 und Salat 🟢	Quarkmus mit Früchten 🔴 🟢
	Züricher Rahmgeschnetzeltes 🔴 mit Champignons 🟢, Rösti 🟢 und Salat 🟢	

Suppe	Hauptgericht	Dessert
	Rucola-Risotto 🟢 🔴 mit Wurzelgemüse 🟢, Champignons 🟢 und Salat 🟢	
	Spaghetti 🔴 mit Gemüsesugo 🟢, Parmesan 🔴 und Salat 🟢	
Liebstöckelsuppe 🟢	Auberginenröllchen 🟢 mit Maisauflauf 🔴 🟢, Tomatenwürfel 🟢 und Salat 🟢	Mandelkuchen 🔴 🟢
	Kartoffelstrudel 🟢 mit Tomatenwürfel 🟢, Gemüsegarnitur 🟢 und Salat 🟢	
	frisch geriebenes Gemüseschnitzel 🟢 mit Salat 🟢	
	Kärntner Käsnudeln 🔴 mit Endiviensalat 🟢	
Fenchelsuppe 🟢	gefüllte Zucchini 🟢 mit Kartoffelauflauf 🟢, Minzensoße 🟢 und Salat 🟢	Apfelcreme 🟢
	Hirseschnitzel 🔴 mit Mozzarella gratiniert 🔴, Gemüse 🟢 und Salat 🟢	
	Topfennockerln 🔴 auf Blattspinat 🟢 mit Rübengemüse 🟢 und Salat 🟢	
	Polenta 🔴 mit Sauerrahm 🔴, Rahmgemüse 🟢 und Salat 🟢	
Brokkoli-Basensuppe 🟢	hausgemachte Dinkel-Gnocchi 🔴 🟢 mit Gemüsesugo 🟢 und Salat 🟢	Milchrahmstrudel 🔴 🟢
	Spinatkrapfen 🟢 mit Champignons 🟢, Gemüse 🟢 und Salat 🟢	
	Hirseauflauf 🔴 mit Kräutersoße 🟢, Gemüse 🟢 und Salat 🟢	
	Käsespätzle 🔴 mit Endiviensalat 🟢	

Suppe	Hauptgericht	Dessert
Kürbis-Basensuppe 🟢	gemischter Fischteller 🔴 mit Blattspinat 🟢, Wurzelgemüse 🟢 und Salat 🟢	Weincreme 🔴 🟢
	Zander mit Shrimps 🔴, Blattspinat 🟢, Wurzelgemüse 🟢 und Salat 🟢	
	Nudelauflauf 🔴 mit Basilikumtomaten 🟢, Basensoße 🟢 und Salat 🟢	
	Fischterrine 🔴 mit Gemüse 🟢, Blattspinat 🟢 und Salat 🟢	
rote Rübensuppe 🟢	Kartoffelschnecken 🟢 mit Champignons 🟢, Gemüse 🟢 und Salat 🟢	Kastanienkuchen 🔴 🟢
	Maispizza 🔴 mit Auberginen 🟢, Zucchini 🟢, Mozzarella 🔴 und Salat 🟢	
	Couscous 🔴 mit Gemüse 🟢, Schafskäse 🔴 und Salat 🟢	
Blumenkohl-Spinatsuppe 🟢	gefülltes Hühnerbrüstchen 🔴 mit Rosmarin 🟢, Gemüsegarnitur 🟢 und Salat 🟢	Bratapfelcreme 🟢
	überbackene Hirseschnitzel 🔴 mit Gemüsegarnitur 🟢 und Salat 🟢	
	Brathuhn 🔴 mit Bratkartoffeln 🟢 und Salat 🟢	
Waldmeistersuppe 🟢	Zanderfilet 🔴 auf buntem Gemüse/Spinat 🟢 mit Bachkressesoße 🟢 und Salat 🟢	Quarkstrudel mit Sahne 🔴 🟢
	Seeteufelmedaillons 🔴 mit Gemüse 🟢, Blattspinat 🟢 und Salat 🟢	
	Kartoffelauflauf 🟢 mit Spinat 🟢, Champignons 🟢 und Salat 🟢	
Bärlauch-Basensuppe 🟢	Gemüselasagne 🟢 mit Schafskäse 🔴 und Salat 🟢	Himbeercreme 🟢

Suppe	Hauptgericht	Dessert
	hausgemachte Dinkelnudeln 🔴 mit Gemüsesugo 🟢 und Salat 🟢	
	Polenta 🔴 mit Sauerrahm 🔴, Gemüse 🟢 und Salat 🟢	
	Polentanockerln 🔴 mit Rahmgemüse 🟢, Bachkresse 🟢 und Salat 🟢	
Kressesuppe 🟢	Kalbsbraten in Folie 🔴 mit Rosmarinsoße 🟢, Wurzelgemüse 🟢 und Salat 🟢	Hirseroulade 🔴 🟢
	gegrillter Kalbsrückensteak 🔴, Rosmarinsoße 🟢, Blattspinat 🟢 und Salat 🟢	
	gefülltes Zucchinigemüse 🟢 mit Bärlauch 🟢, Risotto 🔴 und Salat 🟢	
Kartoffel-Minze-suppe 🟢	gebratene Zucchinischeiben 🟢 mit Auberginen 🟢, Hirseauflauf 🔴 und Salat 🟢	Apfelstrudel 🔴 🟢
	Couscous 🔴 mit Schafskäse 🔴, Basilikumtomaten 🟢 und Salat 🟢	
	Kartoffelroulade 🟢 mit Kräutersoße 🟢, Gemüsegarnitur 🟢 und Salat 🟢	
	Kartoffellaibchen 🟢 mit Kräutersoße 🟢, Gemüse 🟢 und Salat 🟢	
Rucola-Basensuppe 🟢	Kartoffel-Spinat-Auflauf 🟢 mit Champignons 🟢, Frischkräutern 🟢 und Salat 🟢	
	überbackene Hirseschnitzel 🔴 🟢 mit Kräutersoße 🟢, Gemüsegarnitur 🟢 und Salat 🟢	
	geschmortes Fenchelgemüse 🟢 mit Blattspinat 🟢, Wurzelgemüse 🟢 und Salat 🟢	

Suppe	Hauptgericht	Dessert
	Spaghetti 🔴 mit Gemüsesugo 🟢, Parmesan 🔴 und Salat 🟢	
Champignonsuppe 🟢	gefülltes Putenschnitzel 🔴, Kräutersoße 🟢, Gemüsegarnitur 🟢 und Salat 🟢	Kaffeecreme 🔴 🟢
	Züricher Rahmgeschnetzeltes 🔴 mit Rösti 🟢, Wurzelgemüse 🟢 und Salat 🟢	
	Gemüse-Zucchini-Schnitzel 🟢 mit Schafskäse 🔴, Spinat 🟢 und Salat 🟢	
Fenchelsuppe 🟢	Maisnockerln 🔴 mit Oreganosoße 🟢, Gemüseragout 🟢 und Salat 🟢	Quarkschnitte mit Sahne 🔴 🟢
	Maispizza 🔴 mit Auberginenragout 🟢, Spinat 🟢 und Salat 🟢	
	Gemüseauflauf 🟢 mit Oreganosoße 🟢, Spinatblättern 🟢 und Salat 🟢	
	Couscous 🔴 mit Gemüse aus dem Wok 🟢 und Salat 🟢	
Selleriesuppe mit Grün 🟢	Zander- und Saiblingfilet 🔴 auf Gemüsestreifen 🟢, Basilikumsoße 🟢 und Salat 🟢	Zwetschgenknödel 🔴 🟢
	gemischter Fischteller 🔴 mit Sommergemüse 🟢, neuen Kartoffeln 🟢 und Salat 🟢	
	hausgemachte Dinkelravioli 🔴 mit Kürbis Julienne 🟢 und Salat 🟢	
	Käsespätzle 🔴 mit Endiviensalat 🟢	
Majoran-Basensuppe 🟢	hausgemachte Dinkelspätzle 🔴, Champignons 🟢, Schafskäse 🔴 und Salat 🟢	Quarkschmarrn mit Zwetschgen 🔴 🟢
	Hirseauflauf 🔴 mit Champignons 🟢, Gemüsegarnitur 🟢 und Salat 🟢	

Suppe	Hauptgericht	Dessert
	Piccata Milanese 🔴 🟢 mit Spaghetti 🔴, Tomatensoße 🟢 und Salat 🟢	
Gemüsebouillon 🟢 mit Quarknockerln 🔴	gedämpftes Wallerfilet 🔴, Bachkressesoße 🟢, Blattspinat 🟢 und Salat 🟢	Kastaniencreme 🟢
	Kartoffel-Fenchel-Auflauf 🟢 mit Bärlauch 🟢, Bachkresse 🟢 und Salat 🟢	
	Calamari vom Grill 🔴, Bärlauchstreifen 🟢, neue Kartoffeln 🟢 und Salat 🟢	
Fenchelsuppe 🟢	Puten-Terrine 🔴 mit Rosmarinsoße 🟢, Gemüse 🟢 und Salat 🟢	Mangocreme 🟢
	Rostbraten 🔴 mit Petersilienkartoffeln 🟢 und Endiviensalat 🟢	
	Kartoffelrolle 🟢 mit Gemüseragout 🟢, Minzesoße 🟢 und Salat 🟢	
Brennnessel-Basensuppe 🟢	Kürbisterrine 🟢 mit Gemüsegarnitur 🟢, Bachkresse 🟢 und Salat 🟢	Mürbteigschnitte mit Sahne 🔴 🟢
	Polentanockerln 🔴 mit Gemüsegarnitur 🟢 und Salat 🟢	
	Rinder-Saftgulasch 🔴 mit Serviettenknödel 🔴 und Salat 🟢	
	Spaghetti Carbonara 🔴 🟢 mit Endiviensalat 🟢	
Feldsalatsuppe 🟢	Grießknödel 🔴 mit Brokkoliflan 🟢, Mangold 🟢 und Salat 🟢	Fruchtstrudel 🔴 🟢
	Kärntner Käsnudeln 🔴 mit zerlassener Butter 🟡 und Salat 🟢	
	Gemüseteller 🟢 mit Brokkoli 🟢 und Salat 🟢	
Tomatensuppe 🟢	gefüllte Ofenkartoffel 🟢 mit Mozzarella gratiniert 🔴 und Salat 🟢	Nusskoch 🔴

Suppe	Hauptgericht	Dessert
	Lasagne mit Dinkel-Nudelteig 🔴, Gemüsegarnitur 🟢 und Salat 🟢	
	gebratener Reis 🔴 mit Gemüse 🟢, Bärlauch 🟢 und Salat 🟢	
Kürbissuppe 🟢	Viktoria-Barsch mit Shrimps 🔴, Wurzelgemüse 🟢, Kresse 🟢 und Salat 🟢	Apfelschnitte 🔴 🟢
	Kürbissoufflé 🟢 mit Bachkressesoße 🟢 und Salat 🟢	
	Calamari vom Grill 🔴 mit Bachkressesoße 🟢, neuen Kartoffeln 🟢 und Salat 🟢	
	Hirseschnitzel 🔴 mit Spinatgemüse 🟢, Kräutersoße 🟢 und Salat 🟢	
Selleriesuppe 🟢	gratinierter Radicchio 🟢 mit Auberginenscheiben 🟢, Tomaten 🟢 und Salat 🟢	Tiramisu ohne Ei 🔴 🟢
	Gemüseteller 🟢 mit Couscous 🔴 und Salat 🟢	
	Polenta 🔴 mit Sauerrahm 🔴, Gemüse 🟢 und Salat 🟢	
Sellerie-Basensuppe 🟢	Spargelrisotto 🔴 mit Rucola 🟢, Kirschtomaten 🟢 und Salat 🟢	Milchrahmstrudel 🔴 🟢
	Dampfnudeln 🔴 mit Vanillesoße 🟢 oder Kompott 🟢	
	Dinkelgnocchi 🔴 🟢 mit Spargel 🔴, Rucola 🟢 und Salat 🟢	
Kerbelsuppe 🟢	Kartoffelnockerln 🟢 mit Spinat 🟢, Bachkressesoße 🟢 und Salat 🟢	Diplomatencreme 🟢
	Kärntner Dinkelspätzle 🔴 mit Frühlingsgemüse 🟢 und Salat 🟢	
	Hirseschnitte 🔴 mit Liebstöckelsoße 🟢, Gemüse 🟢 und Salat 🟢	

Suppe	Hauptgericht	Dessert
Rucolasuppe 🟢	gebratene Kalbsschulter 🔴, Champignonsoße 🟢, Gemüsepüree 🟢 und Salat 🟢	Bratapfelcreme 🟢
	Rindsroulade 🔴 mit Kartoffelpüree 🟢 und Salat 🟢	
	Gemüsequiche 🔴 🟢 mit Kerbelsoße 🟢 und Salat 🟢	
gelbe Rübensuppe 🟢	Spargelspitzen 🔴 mit Sauce Hollandaise 🟢, neuen Kartoffeln 🟢 und Salat 🟢	Dinkel-Apfelkuchen 🔴 🟢
	Basmati-Reis 🔴 mit Gemüseragout 🟢	
	Dinkel-Käsnudeln 🔴 mit Kirschtomaten 🟢 und Butter 🟡	
Karottensuppe 🟢	Hühnertopf 🔴 mit Wurzelgemüse 🟢 und Salat 🟢	Rhabarberkuchen mit Sahne 🔴 🟢
	Kartoffelschnitzel 🟢 mit Mozzarella 🔴 und Salat 🟢	
	Maispizza 🔴 🟢 mit Auberginen 🟢, Zucchini 🟢 und Salat 🟢	
	Dinkelnudeln 🔴 mit Auberginenragout 🟢 und Salat 🟢	
Zucchinisuppe 🟢	Kartoffelstrudel 🟢 mit Gemüsegarnitur 🟢, Kerbelsoße 🟢 und Salat 🟢	Bananen-Reiskuchen 🔴 🟢
	Gemüseblech 🟢 mit Zucchini 🟢, Auberginen 🟢, Salat 🟢	
	Spaghetti Bolognese 🔴 mit Parmesan 🔴 und Salat 🟢	
	Spinatnudeln 🔴 🟢 mit Gemüseragout 🟢 und Salat 🟢	
rote Rübensuppe mit Meerrettich 🟢	gekochter Tafelspitz 🔴, Cremespinat 🟢, Stürzkartoffeln 🟢 und Salat 🟢	Schoko-Vanille-Creme 🔴 🟢

Suppe	Hauptgericht	Dessert
	Zwiebelrostbraten 🔴 mit Bratkartoffeln 🟢 und Endiviensalat 🟢	
	Zucchiniröllchen 🟢 mit Couscous 🔴, Kirschtomaten 🟢 und Salat 🟢	
Brokkoli-Suppe 🟢	Quarknockerln 🔴, Blattspinat 🟢, Karottengemüse 🟢 und Salat 🟢	Kastaniencreme 🟢
	Polentanockerln 🔴, Blattspinat 🟢, Karottengemüse 🟢 und Salat 🟢	
	Gemüseschnitzel 🟢, Blattspinat 🟢, Basensoße 🟢 und Salat 🟢	
	Kartoffelgulasch 🟢 mit Putenwurst 🔴 und Sauerrahm 🔴	
Kümmelsuppe 🟢	Kalbsrückensteak 🔴 mit Champignons 🟢, Ofenkartoffeln 🟢 und Salat 🟢	Hirseroulade 🔴 🟢
	gefüllte Zucchinigemüse 🟢 und Salat 🟢	
	Gemüseschnitzel 🟢 mit Oregano 🟢 und Salat 🟢	
	Kärntner Käsnudeln 🔴 mit zerlassener Butter 🟡 und Blattsalat 🟢	
	Nudelauflauf 🔴 🟢 mit Endiviensalat 🟢	
Sellerie-Basensuppe 🟢	Champignonschnitzel 🟢 mit Gemüsegarnitur 🟢 und Salat 🟢	Joghurtpudding 🔴 🟢
	frisch geriebene Kartoffelschnitzel 🟢, mit Gemüse 🟢 und Salat 🟢	
	Currygeschnetzeltes 🔴 mit Kartoffelpüree 🟢 und Salat 🟢	
	Hirse-Käse-Krapfen 🔴 mit Thymiansoße 🟢, Gemüsegulasch 🟢 und Salat 🟢	

Suppe	Hauptgericht	Dessert
Blumenkohl-Basensuppe 🟢	bunter Gemüseteller 🟢 mit Kartoffelscheiben 🟢, Kräutersoße 🟢 und Salat 🟢	Tiramisu ohne Ei 🔴 🟢
	Auberginen-Gemüsetopf 🟢 mit Dinkelgetreide 🔴, Basensoße 🟢 und Salat 🟢	
	Spaghetti Bolognese 🔴 mit Endiviensalat 🟢	
	Rindsbraten 🔴 mit Rahmsoße 🟢 und Serviettenknödeln 🔴	
Champignonsuppe 🟢	frisch gehacktes Kalbsteak 🔴 mit Selleriestangen 🟢, Brokkoli 🟢 und Salat 🟢	Mascarpone-Creme 🔴 🟢
	hausgemachte Gnocchi 🔴 🟢 mit Butter 🟡, Parmesan 🔴 und Salat 🟢	
	Hackbraten 🔴 mit Zwiebelsoße 🟢 und Endiviensalat 🟢	
	Lammkarree 🔴 mit Minzesoße 🟢, Gemüse 🟢 und Salat 🟢	
klare Gemüsesuppe 🟢	Zucchinilasagne 🟢 mit Wurzelsugo 🟢, Mozzarella 🔴 und Salat 🟢	gedeckter Apfelkuchen 🔴 🟢
	Perlweizen 🔴 mit Sauerrahm 🔴, Sojasoße 🟢 und Gemüse 🟢	
	gebackene Folienkartoffeln 🟢 mit Gemüse 🟢, Schafskäse 🔴 und Salat 🟢	
	gefüllte Ofenkartoffel 🟢 mit Gemüsesugo 🟢, Schafskäse 🔴 und Salat 🟢	
Kürbissuppe 🟢	Spaghetti Carbonara 🔴 🟢 mit Parmesan 🔴 und Salat 🟢	Heidelbeercreme 🟢
	Kalbsrollbraten 🔴, Rosmarinsoße 🟢, Kürbisgemüse 🟢 und Salat 🟢	

Suppe	Hauptgericht	Dessert
	Kartoffelroulade 🟢 mit Champignons 🟢, Karotten 🟢, Spinat 🟢 und Salat 🟢	
	geschmortes Fenchelgemüse 🟢, Blattspinat 🟢, Maisauflauf 🔴 🟢 und Salat 🟢	
Tomatensuppe 🟢	gefülltes Kalbsschnitzel 🔴 mit Basensoße 🟢, Gemüse 🟢 und Salat 🟢	Quarkkuchen mit Früchten 🔴 🟢
	Dinkel-Vollwertnudeln 🔴 mit Gemüseragout 🟢, Schafskäse 🔴 und Salat 🟢	
	Kartoffelpizza 🟢 mit Gemüseragout 🟢 und Salat 🟢	
	Krautnudeln 🔴 🟢 mit Salat 🟢	
	Rindfleischeintopf 🔴 mit Gemüse 🟢, Basensoße 🟢 und Salat 🟢	
Karottensuppe 🟢	Brokkoli-Karoffel-Auflauf 🟢 mit Kräutersoße 🟢 und Salat 🟢	Quark-Soufflé mit Früchten 🔴 🟢
	Gemüsetopf 🟢 mit Hühnerfleisch 🔴 und Salat 🟢	
	Paprikahuhn 🔴 mit Kartoffelnockerln 🟢 und Salat 🟢	
	Zanderfilet 🔴 mit Basilikum 🟢, Gemüsestreifen 🟢 und Salat 🟢	
Brokkolisuppe 🟢	gedünstetes Rinderschnitzel 🔴 mit Wurzelgemüse 🟢, Püree 🟢 und Salat 🟢	Granatapfelcreme 🟢
	Serviettenknödel 🔴 mit Gemüseragout 🟢 und Salat 🟢	
	Rinder-Saftgulasch 🔴 mit Kartoffeln 🟢 und Salat 🟢	
	Champignon-Kräuter-Risotto 🔴 🟢 mit kleinem Gemüse 🟢	

Suppe	Hauptgericht	Dessert
	Rehmedaillons 🔴 mit Apfel 🟢, Stürzkartoffeln 🟢 und Salat 🟢	
Minze-Basensuppe 🟢	Kartoffelauflauf 🟢 mit Blattspinat 🟢, Thymiansoße 🟢 und Salat 🟢	Tiramisu-Creme 🔴 🟢
	Dinkel-Kartoffelgnocchi 🔴 🟢 mit Spinat 🟢, Parmesan 🔴 und Salat 🟢	
	Putenwurst-Nudeln 🔴 mit Salat 🟢	
Zucchinisuppe mit Ingwer 🟢	Auberginenscheiben 🟢 mit Tomaten 🟢, Schafskäse 🔴 und Salat 🟢	Kaiserschmarrn mit Zwetschgenmus 🔴 🟢
	Kartoffelschnecken 🟢 mit Brokkoligemüse 🟢, Champignons 🟢 und Salat 🟢	
	Polentakrapfen 🔴 mit Wurzelgemüse 🟢, Sauerrahm 🔴 und Salat 🟢	
	Steinpilz-Gemüse-Risotto 🔴 🟢 mit Brokkoli 🟢 und Salat 🟢	
Fenchelsuppe 🟢	Truthahngeschnetzeltes 🔴 mit Frischkraut 🟢, Champignons 🟢 und Kartoffeln 🟢	Bananencreme 🟢
	Blattspinat 🟢 mit Spiegelei 🔴 🟢, gebratenen Kartoffelscheiben 🟢 und Salat 🟢	
	neue Kartoffeln 🟢 mit Champignons 🟢, Gemüsegarnitur 🟢 und Salat 🟢	
	geschmorte Rindsroulade 🔴 mit Kartoffelpüree 🟢 und Salat 🟢	
Stangenselleriesuppe 🟢	gedämpftes Bachsaiblingfilet 🔴, Spinatblätter 🟢, Wurzelgemüse 🟢 und Salat 🟢	Grießflammeri mit Früchten 🔴 🟢
	Kartoffelrösti 🟢 mit grünem Salat 🟢	

Suppe	Hauptgericht	Dessert
	gefüllte Zucchini 🟢 mit Champignons 🟢, Blattspinat 🟢 und Salat 🟢	
	Spinatnockerln 🟢 mit Fenchel 🟢, Salbei-Radicchio 🟢 und Salat 🟢	
Liebstöckelsuppe 🟢	Nudelauflauf 🔴 mit Basilikum 🟢, Mozzarella 🔴 und Salat 🟢	Karottenkuchen 🔴 🟢
	gebratenes Lachs- und Zanderfilet 🔴, Majoransoße 🟢 und Salat 🟢	
	Kartoffelauflauf 🟢 mit Bärlauch 🟢 und Schafskäse 🔴	
	Rucola-Quarknockerln 🔴 🟢 mit Feldsalat 🟢	
Mangold-Spinat-Suppe 🟢	Spargelgemüse 🔴 mit Sauce Hollandaise 🟢, Dampfkartoffeln 🟢 und Salat 🟢	Apfelkuchen 🔴 🟢
	geschnetzeltes Rindfleisch 🔴 mit Kartoffelpüree 🟢, Gemüse 🟢 und Salat 🟢	
	Gemüselasagne 🟢 mit Zucchini 🟢, Auberginen 🟢, Mozzarella 🔴 und Salat 🟢	
	Kalbsragout 🔴 mit Gemüsegarnitur 🟢, Champignons 🟢 und Salat 🟢	
Kressesuppe 🟢	Hirse-Gemüsetopf 🔴 🟢 mit Spargel 🔴, Spinat 🟢 und Salat 🟢	Erdbeercreme 🟢
	Spargelrisotto 🔴 mit Rucola 🟢, Kirschtomaten 🟢 und Salat 🟢	
	Spinat 🟢 mit Spiegelei 🔴 🟢, Röstkartoffeln 🟢 und Salat 🟢	
	Kürbisterrine 🟢 mit Gemüse 🟢, Kräutersoße 🟢 und Salat 🟢	
gelbe Rübensuppe 🟢	Hühnerfilet im Wok 🔴 mit Champignons 🟢, Frühlingsgemüse 🟢 und Salat 🟢	marinierte Feigen 🟢

Suppe	Hauptgericht	Dessert
	Dinkel-Gemüse-Ravioli 🔴 🟢 mit Blattspinat 🟢, Schafskäse 🔴 und Salat 🟢	
	Dinkel-Kartoffel-Gnocchi 🔴 🟢 mit Rucola 🟢, Parmesan 🔴 und Salat 🟢	
Bohnen-krautsuppe 🟢	Kalbfleischknödel 🔴 auf Gemüse 🟢 mit Rosmarinsoße 🟢 und Salat 🟢	Vanille-creme 🟢
	Maischolle 🔴 mit Sommergemüse 🟢, Basilikumsoße 🟢 und Salat 🟢	
	Calamari vom Grill 🔴 mit Bärlauchstreifen 🟢, Dampfkartoffeln 🟢 und Salat 🟢	
	gefüllte Champignons 🟢 mit Tomatenragout 🟢, neuen Kartoffeln 🟢 und Salat 🟢	
Liebstöckelsuppe 🟢	Polenta 🔴 mit Rahmgemüse 🟢 und Salat 🟢	Karotten-schnitte 🔴 🟢
	Spargel 🔴 mit Brokkoli 🟢 und Sauce Hollandaise 🟢, neue Kartoffel 🟢 und Salat 🟢	
	hausgemachte Dinkelnudeln 🔴 mit Tomatenragout 🟢, Parmesan 🔴 und Salat 🟢	
	gebratene Entenbrust 🔴, Kürbisgemüse 🟢, Fenchelpüree 🟢 und Salat 🟢	
	Gemüsestrudel 🟢 mit Tomatensoße 🟢, Brokkoli 🟢, Parmesan 🔴 und Salat 🟢	
Frischkräutersuppe 🟢	Maisauflauf 🔴 🟢 mit Gemüsegarnitur 🟢 und Basensoße 🟢	Mandel-creme 🟢
	Pfifferling-Risotto 🔴 🟢 mit Parmesan 🔴, Kräutersoße 🟢 und Salat 🟢	

Suppe	Hauptgericht	Dessert
	Gemüseblech 🟢 mit Auberginen-Zucchini-Kartoffeln 🟢 und Salat 🟢	
	Putenmedaillons 🔴 mit Kartoffellaibchen 🟢, Gemüse 🟢 und Salat 🟢	
bunte Gemüsesuppe 🟢	Kartoffellaibchen 🟢 mit Tomaten 🟢, Mozzarella 🔴, Gemüse 🟢 und Salat 🟢	Zitronencreme 🔴 🟢
	Polentaknödel 🔴 auf Gemüse 🟢 mit Sauerrahm 🔴 und Salat 🟢	
	gefüllte Ofenkartoffeln 🟢 mit Gemüseragout 🟢 und Salat 🟢	
	marinierte Zucchini 🟢 mit Tomaten 🟢, Schafskäse 🔴 und Salat 🟢	
Kräutersuppe 🟢	Goldbarschfilet 🔴 mit Mangold-Spinat 🟢, Wurzelgemüse 🟢 und Salat 🟢	Johannisbeerkuchen 🔴 🟢
	Gemüseteller mit Zucchini 🟢, Auberginen-Hirse-Krapfen 🔴 🟢 und Salat 🟢	
	Brathuhn 🔴 mit Bratkartoffeln 🟢 und Salat 🟢	
	Risotto 🔴 mit Gemüse 🟢, Pfifferlingen 🟢 und Salat 🟢	
Kürbissuppe 🟢	rosa gebratenes Lamm 🔴 mit Thymiansoße 🟢, Gemüsegarnitur 🟢 und Salat 🟢	Obst 🟢
	gebratene Kümmelkartoffeln 🟢 mit Mangold 🟢, Kräutersoße 🟢 und Salat 🟢	
	Gemüse-Reis 🔴 🟢 mit Pfifferlingen 🟢, Kräutersoße 🟢 und Salat 🟢	
	Dinkel-Käsespätzle 🔴 mit Kräutersoße 🟢 und Salat 🟢	

Suppe	Hauptgericht	Dessert
Karottensuppe ●	frisch gehacktes Putensteak ● mit Gemüsegarnitur ● und Salat ●	Schokomousse mit Vanillesoße ● ●
	Spinatknödel ● auf Gemüseragout ● mit Schafskäse ● und Salat ●	
	Serviettenknödel ● mit Pfifferlingragout ● und Salat ●	
	Maiskolben ● mit zerlassener Butter ● und Salat ●	

Kleine Lebensmittelkunde

Erfahren Sie in unserer kleinen Lebensmittelkunde, wie Sie Fleisch, Gemüse und Co. qualitätsbewusst einkaufen und richtig lagern. So erzielen Sie immer besten Geschmack und Frische.

Fette

Zur Lagerung von Fetten sollten Sie wissen, dass Mikroorganismen und fetteigene Enzyme durch Luft, Licht und Wärme zum Fettverderb beitragen.

- Um ein Gleichgewicht mit mehr Omega-3-Fettsäuren herzustellen ist es neben dem Fischverzehr wichtig, hochwertigstes Lein-, Hanf-, Raps- und Walnussöl in den Speiseplan einzubauen. Auch bestes Olivenöl und Butter gehören zu den wertvollen Fetten.
- Lagern Sie Butter kühl, am besten bei Temperaturen zwischen 4–6 °C. Verpacken Sie die Butter gut und bewahren Sie diese möglichst nicht neben Fisch, Huhn, Zwiebeln oder stark riechenden Lebensmitteln auf. Butter nimmt ebenso wie Milch Gerüche auf.
- Gute Öle reagieren besonders empfindlich auf Sauerstoff- und Lichteinwirkung. Helle Glas- oder Kunststoffflaschen sind deshalb zur Aufbewahrung nicht geeignet. Verwenden Sie am besten dunkle Flaschen oder Konservendosen. Nach Anbruch der Flasche gelangt bei jeder Verwendung mehr Luft zum Öl und fördert die Verderblichkeit. Es empfiehlt sich deshalb, nur kleine Flaschen zu kaufen, größere sollten in kleine umgefüllt werden. Bewahren Sie hochwertige Pflanzenöle nach dem Öffnen immer im Kühlschrank auf. Olivenöl wird dickflüssig dadurch und sollte kurz vor Gebrauch aus dem Kühlschrank genommen werden.

Käse

- Neben Fettgehalt, Herstellungs- und Milchart unterteilt man Käse dem Wassergehalt entsprechend in sechs Gruppen: Frischkäse, kurz gereifter Käse (Sauermilchkäse), Weichkäse, halbfester Schnittkäse, Schnittkäse und Hartkäse.
- Die Trockenmasse bleibt übrig, wenn dem Käse das Wasser entzogen wird. Sie besteht in der Regel zur einen Hälfte aus Fett und zur anderen aus fettfreier Trockenmasse.
- Lagern Sie Käse nicht zu kühl und schützen Sie ihn vor Licht, am besten im Käse- oder Gemüsefach Ihres Kühlschranks.
- Bewahren Sie Käse vor dem Austrocknen und lagern Sie ihn nie unverpackt.
- Da Käse weiterreift, sollte er nicht völlig luftdicht verpackt werden. Stechen Sie eventuell Löcher in die Verpackungsfolie.
- Geöffnete Packungen sollten innerhalb von 2–3 Tagen verbraucht werden. Ungeöffnete Packungen bleiben 2–3 Wochen frisch.

MERKE

Lebensmittelunverträglichkeiten

Haben Sie eine Histaminunverträglichkeit? Dann sollten Sie keine gereiften und lange gelagerten Käsesorten essen, sondern nur Frischkäse.

Meiden Sie bei einer Laktoseunverträglichkeit Frischkäse und genießen Sie gereifte, länger gelagerte Käsesorten. Oder Sie verwenden laktosefreien Käse, den es wie sämtliche anderen laktosefreien Milchprodukte (Quark, Sahne, Joghurt, Butter usw.) im Handel zu kaufen gibt.

- Geriebener Käse hält sich in geöffneter Packung im Kühlschrank 2–3 Wochen. Im Haushalt frisch geriebenen Käse sollten Sie sofort verbrauchen oder einfrieren.
- Gereifter Käse mit Weißschimmel (Camembert) sollte nicht länger als 2–3 Tage im Kühlschrank lagern.
- Zur besseren Geschmacksentfaltung empfiehlt es sich, den Käse 1–2 Stunden vor dem Verzehr aus dem Kühlschrank und der Verpackung zu nehmen.

Geflügel

Geflügel zählt zu den mageren, weißen Fleischsorten. Zucht- und Fütterungsmethode haben hier noch mehr Einfluss auf den Geschmack. Kaufen Sie deshalb mengenmäßig lieber weniger und achten dafür auf beste Bio-Qualität, artgerechte Bodenhaltung und Fütterung.

- Frisches Geflügel erkennen Sie an spitzen Krallen, hellrotem Schnabel und festem Fleisch.
- Achten Sie bei tiefgefrorenem Geflügel auf eine einwandfreie Verpackung ohne Löcher und Risse. Gefrierbrand entsteht, wenn zu viel Luft an das Fleisch gelangt. Die weißlichen Stellen im Fleisch sind zwar nicht schädlich, aber zäh und trocken.
- Kaufen Sie keine Ware, die schon einmal aufgetaut war. Das erkennen Sie an Schneebildung oder wieder eingefrorenem Fleischsaft.
- Kaufen Sie nur aus gepflegten Truhen, die nicht vereist und auch nicht über die Stapelmarke hinaus gefüllt sind.
- Raumtemperaturen sind zum Auftauen ungünstig, denn dabei vermehren sich am Fleisch haftende Keime schneller. Tauen Sie besser im Kühlschrank auf.

GUT ZU WISSEN

Die Gefahr einer Salmonelleninfektion ist bei Geflügel besonders groß. Kochen und Braten tötet Salmonellen zwar ab, doch die Minusgrade in der Gefriertruhe überstehen die Bakterien sehr gut. Kritisch ist also nur der Umgang mit dem ungegarten Fleisch. Für die Küche gilt:

- Waschen Sie das Geflügel sauber und tupfen Sie es mit Küchenkrepp trocken.
- Vermeiden Sie den Kontakt des Fleischs zu anderen Lebensmitteln.
- Spülen Sie Schüsseln, Bretter, Bürsten und Lappen nach Gebrauch gründlich mit viel heißem Wasser – und Ihre Hände natürlich auch.
- Garen Sie das Geflügel gut durch. Auch im Innern des Fleischs müssen mindestens 75 °C für wenigstens 10 Minuten erreicht werden. Benutzen Sie ein Fleischthermometer, um das festzustellen. Sie sollten nicht am Knochen messen, denn dort ist das Fleisch immer heißer, sondern mitten im Muskel.

Fleisch

Fleisch von artgerecht gehaltenen Tieren (Bio-Qualität) sollten Sie nicht in Plastikverpackungen aufbewahren. Packen Sie es nach dem Einkauf sofort aus, damit die Luftzufuhr gewährleistet ist. Zur Lagerung eignen sich am besten Porzellan- oder Metallschüsseln, die mit einem Teller abgedeckt werden. Vakuumverpacktes Fleisch nehmen Sie einige Stunden vor Gebrauch aus der Packung, damit es gut auslüften kann!

Lagerdauer im Kühlschrank (2–3 °C):

- rohes Fleisch: 4–5 Tage
- zubereitetes Fleisch: 2–6 Tage
- rohes Hackfleisch: am selben Tag aufbrauchen

Fleisch lässt sich gut einfrieren. Dazu packen Sie das Fleisch möglichst luftdicht in Spezialfolie ein und lassen es 8–12 Stunden bei mindestens –25 °C durchfrieren.

Lagerdauer im Tiefkühlschrank (–18 °C):

- Rindfleisch: 10–12 Monate
- Schweinefleisch: 5–6 Monate
- Lamm-/Hammelfleisch: 6–10 Monate
- Kalbfleisch: 6–9 Monate
- Hackfleisch: 2–3 Monate
- Wild: 5–6 Monate

Fisch

Der Einkauf von hochwertigem Meeresfisch ist nicht so einfach wie bei Bio-Fleisch. Trotzdem sind auch hier Haltung und Fütterung (bei Zuchtfisch) entscheidend für Qualität und Geschmack. Omega-3-Fettsäuren und das leicht verdauliche Eiweiß machen den Fisch so wertvoll. Achten Sie beim Einkauf von Frischfisch auf folgende Frische-Merkmale:

- Die Augen sind glänzend und stehen leicht hervor.
- Die Kiemen sind hellrot oder dunkelrosa – auf keinen Fall braun oder graurot.
- Die Schuppen liegen fest und glatt an.
- Das geronnene Blut im Inneren hat sich nicht schwarzbraun verfärbt.
- Der Fisch ist fest und elastisch. Berühren Sie ihn mit den Fingern, dürfen keine Abdrücke zurückbleiben.

- Der Fisch riecht frisch und nicht nach Ammoniak; intensiver Fischgeruch ist ein Hinweis auf lange Lagerzeiten.

Fische verderben wegen ihres hohen Wassergehaltes und ihrer trockenen Muskulatur sehr schnell. Deshalb sollte frischer Fisch stets kühl gelagert werden, am besten auf gestoßenem Eis. Wählen Sie im Kühlschrank immer den kältesten Ort dafür. Zum Einfrieren eignen sich nur frisch gefangene Fische. Seefisch sollte nur unmittelbar nach dem Fangen eingefroren werden. Bereiten Sie den Fisch auf das Einfrieren vor: Nehmen Sie ihn aus und entschuppen Sie ihn wenn nötig. Legen Sie den Fisch zum Auftauen nicht in Wasser, sonst laugt er aus. Tauen Sie ihn besser über Nacht im Kühlschrank auf.

Gemüse und Obst

Beim Einkauf von Gemüse und Obst sollten Sie stets auf die entsprechende Jahreszeit und Frische achten, da eine längere Lagerung zu Vitaminverlusten führt. Lagern Gemüse und Obst vor den Geschäften oder auf Märkten, so sind sie bei entsprechender Sonneneinstrahlung schnell welk und mit Schadstoffen belastet. Sonnengereiftes, biologisch angebautes Obst und Gemüse enthalten am meisten Nährstoffe und erlauben Ihnen, auch die die Schalen mit zu verwenden. Bevorzugen Sie heimische Obst- und Gemüsesorten.

Obst und Gemüse lassen sich im Allgemeinen nur kurzfristig lagern. Verwenden Sie dazu den Kühlschrank bzw. kühle Kellerräume oder eine Speisekammer. Schlagen Sie das Obst und Gemüse bei Bedarf in Frischhaltefolie ein. Wurzelgemüse und Kernobst lassen sich sehr lange lagern, da sie gegen Verdunstung geschützt sind. Lagern Sie Obst und Gemüse stets getrennt. Eine gemeinsame Aufbewahrung kann die Qualität mindern.

Für Salate gilt dasselbe wie für Obst und Gemüse: Bevorzugen Sie Bio-Salate. Bewahren Sie die Salate ohne Folie im Gemüsekühlfach auf. Vor der Zubereitung entfernen Sie die äußeren Blätter, waschen den Salat schnell in ausreichend Wasser, lassen ihn abtropfen und vermischen ihn mit dem Dressing.

Frischkräuter

Biologisch angebaute Kräuter gehören in eine gesunde Küche. Inzwischen können Sie die meisten Kräuter im Topf kaufen und nach Bedarf frisch abschneiden. Oder Sie kaufen kleine Kräuterbündchen, die Sie am besten in ein feuchtes Tuch oder Alufolie einschlagen und ins Gemüsekühlfach legen. Geschnittene Frischkräuter decken Sie mit Klarsichtfolie zu und halten sie gekühlt. Kräuter schmecken in Öl eingelegt (Pesto) besonders gut und sollten auch – gut verschlossen – im Kühlschrank aufbewahrt werden.

Getreide

Kaufen Sie Getreide aus biologischem Anbau in nicht zu großen Mengen und lagern Sie es in einem kühlen Schrank. Mahlen Sie das Getreide erst kurz vor Verwendung. Lagern Sie das Getreidemehl in gut verschließbaren Behältern.

Literatur

Mayr, P.: Leicht bekömmliche Bio-Küche, Karl F. Haug Verlag (2000)

Mayr, P., Stossier, H.: Gesund leben durch die Eiweiß-Abbau-Diät, Karl F. Haug Verlag (2000)

Rauch, E.: Die Darmreinigung nach Dr. F.X. Mayr, Karl F. Haug Verlag (2002)

Rauch, E., Mayr, P.: Milde Ableitungsdiät, Karl F. Haug Verlag (2008)

Worlitschek, M: Original Säure-Basen-Haushalt, Karl F. Haug Verlag (2004)

Rauch, E., Mayr, P.: Schnell & einfach: Milde Ableitungsdiät, Karl F. Haug Verlag (2006)

Worlitschek, M.: Praxis des Säure-Basen-Haushaltes, Karl F. Haug Verlag (2008)

Mayr, P., Wieser, A.: Energy-Cuisine, Karl F. Haug Verlag (2005)

Liebe Leserin, lieber Leser,
hat Ihnen dieses Buch weitergeholfen? Für Anregungen, Kritik, aber auch für Lob sind wir offen. So können wir in Zukunft noch besser auf Ihre Wünsche eingehen. Schreiben Sie uns, denn Ihre Meinung zählt!

Ihr HAUG Verlag

E-Mail-Leserservice:
heike.schmid@medizinverlage.de

Adresse:
Lektorat Haug Verlag,
Postfach 30 05 04, 70445 Stuttgart
Fax: 0711-8931-748

Bibliografische Information
der Deutschen Nationalbibliothek
Die Deutsche Nationalbibliothek verzeichnet diese Publikation in der Deutschen Nationalbibliografie; detaillierte bibliografische Daten sind im Internet
über http://dnb.d-nb.de abrufbar.

Programmplanung:
Dr. Elvira Weißmann-Orzlowski,
Julia Reichmann

Redaktion: Susanne Arnold, Julia Reichmann

Bildredaktion: Christoph Frick

Umschlaggestaltung und Layout:
CYCLUS · Visuelle Kommunikation

Bildnachweis:
Umschlagfoto vorn/hinten: getty images
Fotos im Innenteil: stockbyte, Chris Meier

Zeichnungen: Christine Lackner, Ittlingen

2. überarbeitete Auflage 2009

Satz: Fotosatz Buck, Kumhausen
gesetzt in InDesign CS3
Druck: AZ Druck und Datentechnik GmbH, 87437 Kempten

Gedruckt auf chlorfrei gebleichtem Papier

ISBN 978-3-8304-2275-4 1 2 3 4 5 6